DOSSIERS PASSERELLE ECN

VG Editions

Les dossiers références pour réussir l'ECN avant et après la réforme

Collection dirigée par L. LE

ORTHOPEDIE TRAUMATOLOGIE REEDUCATION

Jessica HAAS

Editions Vernazobres-Grego
99 bd de l'Hôpital
75013 Paris - Tél : 01 44 24 13 61
www.vg-editions.com

Nov. 2013 - ISBN : 978-2-8183-1032-8

Aperçu des dossiers

CAHIER DE BORD *ECN avant 2015*

En partie et module

2015

CAHIER DE BORD *ECN après 2016*
En unité d'enseignement

2016

5	2/ 3	11	357	Lésions péri-articulaires et ligamentaires du genou, de la cheville et de l'épaule	x	-	31
6	1/ 3	11	359	Fractures fréquentes de l'adulte et du sujet âgé	x	-	37
7	2/ 3	11	357	Lésions péri-articulaires et ligamentaires du genou, de la cheville et de l'épaule	x	-	43
8	3/ 3	6	153	Infections ostéo articulaires (IOA) de l'enfant et de l'adulte	x	-	49
9	2/ 3	11	329	Prise en charge immédiate pré-hospitalière et à l'arrivée à l'hôpital, évaluation des complications chez : un brûlé	x	-	54
10	2/ 3	11	359	Fractures fréquentes de l'adulte et du sujet âgé	x	-	61
11	3/ 3	11	359	Fractures fréquentes de l'adulte et du sujet âgé	x	-	66
12	1/ 3	11	359	Fractures fréquentes de l'adulte et du sujet âgé	x	-	73
13	3/ 3	11	329	Prise en charge immédiate pré-hospitalière et à l'arrivée à l'hôpital, évaluation des complications chez un patient avec une plaie des parties molles	x	-	79
14	2/ 3	9	304	Tumeurs des os primitives et secondaires	-	x	84
15	1/ 3	4	125	Arthrose	x	-	91
16	2/ 3	6	153	Infections ostéo articulaires (IOA) de l'enfant et de l'adulte	x	-	96
17	2/ 3	11	360	Fractures de l'enfant : particularités épidémiologiques, diagnostiques et thérapeutiques	x	-	103
18	1/ 3	11	344	Infection aiguë des parties molles (abcès, panaris, phlegmon des gaines)	x	-	108
19	2/ 3	11	344	Infection aiguë des parties molles (abcès, panaris, phlegmon des gaines)	x	-	114
20	2 / 3	4	125	Arthrose	-	x	120
21	2/ 3	11	329	Prise en charge immédiate pré-hospitalière et à l'arrivée à l'hôpital, évaluation des complications chez un traumatisé des membres	-	-	127
22	3/ 3	11	359	Fractures fréquentes de l'adulte et du sujet âgé	x	-	132
23	2/ 3	2	52	Boiterie chez l'enfant	x	-	139
24	3/ 3	11	329	Prise en charge immédiate pré-hospitalière et à l'arrivée à l'hôpital, évaluation des complications chez un polytraumatisé	x	-	145

25	2/ 3	11	357	Lésions péri-articulaires et ligamentaires du genou, de la cheville et de l'épaule	x	-	150
26	2/ 3	11	359	Fractures fréquentes de l'adulte et du sujet âgé	x	X	156
27	2/ 3	11	359	Fractures fréquentes de l'adulte et du sujet âgé	-	-	163
28	1/ 3	5	116	Complications de l'immobilité et du décubitus. Prévention et prise en charge	x	x	168
29	3/ 3	7	196	Douleur et épanchement articulaire	-	-	175
30	1/ 3	11	359	Fractures fréquentes de l'adulte et du sujet âgé	-	-	181

Je choisis mon type d'évaluation en fonction de la date de mon concours

	ECN avant 2015	ECN après 2016
QRF QRNF	+++	+ /- Pour comprendre ! Pour certains partiels !
QCM	-	+++

Mme F. 85 ans, sans antécédent particulier, fait une mauvaise chute au milieu de la nuit en se rendant aux toilettes. Les pompiers arrivent au domicile, et la conduisent aux Urgences. Mme F. prend un sachet d'Aspégic ® 75mg par jour, vit seule à son domicile, et n'a pas de trouble cognitif.

A l'examen, Mme F est confuse, il n'y a pas de plaie du cuir chevelu, il existe une impotence fonctionnelle totale du membre inférieur droit.

Vous réalisez une radio en urgence :

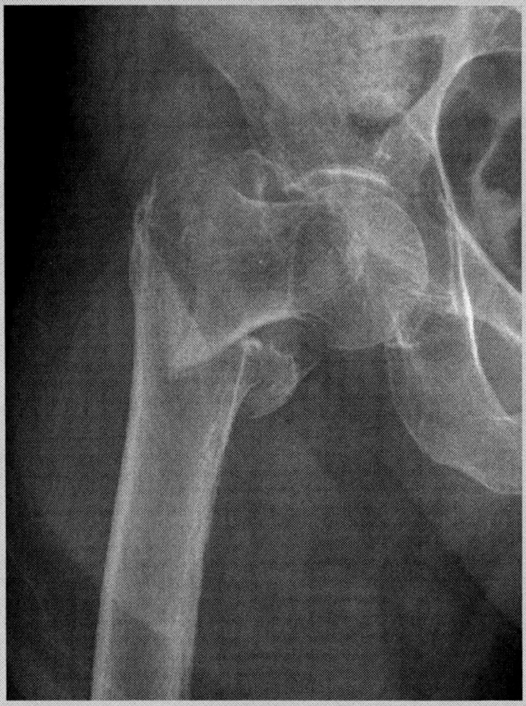

Dossier QCM
(Questions à choix multiples)

QCM 1	Parmi les éléments suivants, quels sont ceux évocateurs d'une urgence vitale ?

A - Déformation du membre inférieur gauche en abduction-rotation externe
B - Voussure sus pubienne
C - Pupille droite en mydriase
D - Hématome cutané volumineux de la cuisse droite
E - Dyspnée

QCM 2	Quel est votre diagnostic précis?

A - Fracture de l'extrémité supérieure du fémur gauche
B - Fracture Garden 2 du fémur gauche
C - Fracture per trochantérienne du fémur droit
D - Fracture inter trochantérienne du fémur droit
E - Fracture Garden 4 du fémur gauche

Dossier QRF & QRNF
(Questions à réponses fermées et non fermées)

Question à réponse fermée (et non) 1 :
Compléter votre examen physique

Question à réponse fermée (et non) 2 :
Interpréter la radiographie

Question à réponse fermée (et non) 3 :
Quelles sont les 4 questions essentielles à poser à Mme F ?

Question à réponse fermée (et non) 4 :
Quelles sont les 3 étiologies à la confusion à évoquer en urgence ?

Mme F¨évalue sa douleur à 8/10 selon l'Echelle Visuelle Analogique

QCM 3	Quelles sont les 3 questions essentielles à poser à Mme F ?

A - Circonstance de la chute
B - Heure du dernier repas
C - Heure de la chute
D - Heure de l'arrivée des pompiers
E - Statut vaccinal anti tétanique

QCM 4	Quelles sont les étiologies à la confusion à évoquer en urgence ?

A - Douleur
B - Déshydratation
C - Fécalome
D - Accident Vasculaire Cérébral (AVC)
E - Hématome sous dural aigu

QCM 5	Mme F côte sa douleur à 8/10, quels traitements choisissez-vous parmi les suivant ?

A - Paracétamol 1g per os
B - Paracétamol 1 g IV
C - Titration morphinique per os 15 mg / 15 min
D - Titration morphinique IV 15 mg / 20 min
E - Titration morphinique IV 3 mg / 10 min

QCM 6	Une indication chirurgicale est posée, quels examens doivent figurer au bilan préopératoire ?

A - Electrophorèse des protéines plasmatiques
B - NFS
C - Bilan hépato cellulaire
D - Fonction rénale
E - Glycémie

QCM 7	Quels sont les examens nécessaires à l'exploration de la confusion ?

A - IRM cérébrale
B - Ionogramme sanguin
C - Glycosurie
D - TDM cérébrale avec injection
E - TDM cérébrale sans injection

QCM 8	Quelle(s) technique(s) chirurgicale(s) choisissez-vous ?

A - Aucune, il s'agit d'un traitement orthopédique
B - Arthroplastie de hanche
C - Ostéosynthèse à foyer fermé
D - Ostéosynthèse à foyer ouvert
E - Prothèse de hanche intermédiaire

<u>Question à réponse fermée (et non) 5 :</u>
Détailler votre conduite thérapeutique à but antalgique

Une indication chirurgicale est posée et Mme F est opérée le lendemain dans l'après midi.

<u>Question à réponse fermée (et non) 6 :</u>
Quels sont les 8 éléments devant figurer dans votre bilan pré opératoire ?

<u>Question à réponse fermée (et non) 7 :</u>
Détailler votre prise en charge chirurgicale

L'opération s'est déroulée sans encombre, mais 36 heures après, Mme F se plaint d'une douleur thoracique droite. Sa fréquence cardiaque est à 100 BPM, sa tension artérielle à 122/65 mmHg et sa saturation à 95 %

<u>Question à réponse fermée (et non) 8 :</u>
Quel est le diagnostic à éliminer en urgence ?

QCM 9	36 heures après son admission, Mme F se plaint d'une douleur thoracique droite. Sa fréquence cardiaque est à 100 BPM, sa tension artérielle à 122/65 mmHg et sa saturation à 95 %, quelles sont vos hypothèses diagnostiques ?

A - Attaque de panique
B - Embolie Pulmonaire
C - Pneumopathie nosocomiale
D - Pneumothorax
E - Infarctus du myocarde

QCM 10	Quels sont les examens à effectuer en première intention ?

A - ECG
B - Radiographie de thorax
C - Angio TDM
D - DDimères
E - Troponine

☑		QCM	Grille de correction QCM (Questions à choix multiples)
QCM 1	A -	F	• Une déformation en abduction-rotation externe est évocatrice d'une fracture cervicale, ce n'est pas un signe d'urgence vitale.
	B -	F	• Une voussure sus pubienne doit vous évoquer un globe urinaire. C'est une complication fréquente de tout traumatisme chez la personne âgée, mais la rétention urinaire peut aussi être la cause de la confusion et de la chute. Il ne s'agit pas d'une urgence vitale immédiate bien qu'un sondage urinaire sera nécessaire rapidement.
	C -	V	• Une mydriase unilatérale est l'URGENCE VITALE absolue : c'est un signe d'engagement cérébral. Dans le cadre d'une chute sous Aspégic, il faut rechercher un hématome sous dural aigu.
	D -	F	• Après une chute, un simple hématome n'est pas un signe de gravité.
	E -	V	• Il faut toujours penser à l'embolie pulmonaire dans ce contexte : elle peut être la cause de la chute et peut être une conséquence de la fracture avec une station au sol prolongée.
QCM 2	A -	F	• Question simple d'interprétation d'une radiographie où il ne faut pas perdre de point.
	B -	F	• Il faut bien connaitre son cours et les différentes classifications.
	C -	V	• Il faut s'entrainer à interpréter le plus de radiographie possible.
	D -	F	• Le trait de fracture est unique, passant par le grand et le petit trochanter, oblique en bas et en dedans.
	E -	F	• Astuce : si vous avez du mal à visualiser, suivez le trait de fracture avec un crayon à papier.
QCM 3	A -	V	• Circonstance : chute mécanique ou malaise ? La prise en charge ultérieure sera différente et le bilan préopératoire sera plus approfondi s'il s'agit d'un malaise.
	B -	V	• La patiente doit être à jeun de 6 heures avant d'être opérer.
	C -	V	• La rhabdomyolyse, l'hypothermie, la déshydratation, les escarres, les pneumopathies d'inhalation apparaissent après une immobilisation au sol supérieure ou égale à une heure.
	D -	F	• Ce sont les pompiers qui donnent les informations sur leur arrivée au domicile.
	E -	F	• Il n'y a pas de plaie décrite dans l'énoncé, aucun intérêt de la vaccination.
QCM 4	A -	V	• Il y a de nombreuses étiologies possibles de confusion dans ce contexte qui peuvent être à la fois la cause et/ou la conséquence de la chute.
	B -	V	
	C -	V	
	D -	V	
	E -	V	
QCM 5	A -	F	• Paliers des antalgiques de l'OMS à connaitre par cœur.
	B -	V	• Une douleur supérieure à 3/10, impose l'utilisation de morphinique en première intention.
	C -	F	• Toujours coupler palier 1 et 3.
	D -	F	• Les posologies sont à savoir par cœur.
	E -	V	• Les traitements ne se donnent pas PO, car la patiente doit rester à jeun.
QCM 6	A -	F	• Aucune place pour l'électrophorèse des protéines ici.
	B -	V	• La NFS est fondamentale pour connaitre le taux d'hémoglobine : la chirurgie de la hanche est hémorragique en peropératoire.
	C -	F	• Aucun intérêt du bilan hépatique ici.
	D -	V	• Toujours rechercher une insuffisance rénale aiguë fonctionnelle ou organique : déshydratation ou rhabdomyolyse. Toujours calculer la clairance de la créatinine avant tout traitement médicamenteux à élimination rénale chez la personne âgée.
	E -	V	• Réflexe : devant une confusion, il faut toujours éliminer une hypoglycémie.
QCM 7	A -	V	• L'IRM cérébrale est l'examen de référence mais qui reste actuellement peu disponible en urgence.
	B -	V	• Les troubles hydro-électrolytiques sont extrêmement fréquents dans ce contexte et facilement réversible.
	C -	F	• Aucun intérêt de la glycosurie chez une patiente non diabétique. Seule la glycémie doit être demandée.
	D -	F	• Le scanner avec injection ne permet pas de voir de saignement intra crânien.
	E -	V	• Le scanner sans injection est l'examen de référence dans ce contexte traumatique afin de rechercher un hématome sous ou extra dural ou intracrânien (hyperdensité spontanée).

QCM 8	A -	F	• Toutes les fractures trochantériennes doivent être traitées chirurgicalement ; • Le traitement est toujours conservateur. • On réalise une ostéosynthèse à foyer fermé (clou gamma) ou foyer ouvert (DHS).
	B -	F	
	C -	V	
	D -	V	
	E -	F	
QCM 9	A -	F	• Aucun signe clinique d'attaque de panique ici, à part la tachycardie. • L'embolie pulmonaire est le diagnostic à évoquer : c'est une erreur médicale grave de ne pas y penser, et cela vous coutera énormément de places le jour du concours. Ici, il n'y a aucune difficulté : tachycardie, désaturation, douleur thoracique en post-opératoire d'une chirurgie hautement emboligène. • Le diagnostic de pneumopathie nosocomiale ne se pose qu'après 48 heures d'hospitalisation. • Aucune raison pour que la patiente fasse un pneumothorax : il faut rester logique. • Toujours évoquer un infarctus du myocarde devant une douleur thoracique chez une personne âgée après un stress opératoire, même en l'absence d'antécédent.
	B -	V	
	C -	F	
	D -	F	
	E -	V	
QCM 10	A -	V	• A la recherche d'un infarctus du myocarde : ECG et troponine. • A la recherche d'une embolie pulmonaire : ECG, radio de thorax, et dosage des DDimères car la probabilité est intermédiaire (grade 4 selon le score de Genève simplifié qu'il faut connaître par cœur). • L'angio TDM ne sera fait que si les DDimères sont augmentés.
	B -	V	
	C -	F	
	D -	V	
	E -	V	

Chaque réponse est cotée 2 points
Total du dossier QCM sur 100

QRF & QRNF — Grille de correction QRF & QRNF
(Questions à réponses fermées et non fermées)

1	*Grille par question du dossier QRF & QRNF* — Le sous-total de cette question est de ➨	20
•	Examen neurologique complet	5
•	Inspection de la déformation du membre inférieur	5
•	Palpation des pouls périphériques du membre inférieur	5
•	Examen cutané en regard	5

<u>*Commentaires*</u> : Confusion = examen neurologique indispensable. Fracture = recherche des complications (peau, pouls, nerfs, tendon)

2	*Grille par question du dossier QRF & QRNF* — Le sous-total de cette question est de ➨	10
•	Radiographie de hanche droite de face	1
•	Trait de fracture unique	1
•	Déplacement	1
•	Fracture per trochantérienne du fémur gauche	7

<u>*Commentaires*</u> : Décrivez ce que vous voyez sur la radio même si vous n'êtes pas certain du type de fracture

3	*Grille par question du dossier QRF & QRNF* — Le sous-total de cette question est de ➨	20
•	Heure du dernier repas	5
•	Circonstances de la chute	5
•	Temps rester au sol	5
•	Autonomie motrice habituelle	5

4	*Grille par question du dossier QRF & QRNF* — Le sous-total de cette question est de ➨	8
•	Hématome sous dural aigu	4
•	HYPOGLYCEMIE (=PMZ)	
•	Troubles hydro-électrolytiques	4

<u>*Commentaires*</u> : toute confusion est une hypoglycémie jusqu'à preuve du contraire

5	*Grille par question du dossier QRF & QRNF* Le sous-total de cette question est de ➨	**15**
	• URGENCE THERAPEUTIQUE (=PMZ)	
	• Hospitalisation en chirurgie	1
	• VVP	1
	• Antalgie adaptée à l'EVA	1
	• Immobilisation	3
	• Association Paracétamol IV 1g avec une titration morphinique IV 2 à 3 g / 5 à 10 minutes	5
	• Surveillance de la conscience et de la fréquence respiratoire	2
	• Réévaluation régulière de l'EVA	2
	<u>*Commentaires*</u> : Ne pas oublier de parler de l'immobilisation dans la prise en charge antalgique	
6	*Grille par question du dossier QRF & QRNF* Le sous-total de cette question est de ➨	**7**
	• NFS	1
	• BILAN PRE TRANSFUSIONNEL (=PMZ)	
	• Bilan d'hémostase	1
	• Créatininémie	1
	• Ionogramme sanguin avec kaliémie	1
	• Bandelette urinaire	1
	• ECG	1
	• Glycémie sanguine	1
	<u>*Commentaires*</u> : cas clinique de chirurgie = bilan préopératoire à connaître par cœur	
7	*Grille par question du dossier QRF & QRNF* Le sous-total de cette question est de ➨	**15**
	• Traitement conservateur	5
	• Réduction au bloc opératoire sous amplificateur de brillance	5
	• Ostéosynthèse	5
	<u>*Commentaires*</u> : foyer ouvert ou foyer fermé selon les cas	
8	*Grille par question du dossier QRF & QRNF* Le sous-total de cette question est de ➨	**5**
	• Embolie pulmonaire non sévère	5
	• PROBABILITE CLINIQUE MOYENNE (=PMZ)	
	<u>*Commentaires*</u> : toujours parler de la sévérité et de la probabilité clinique dans un cas d'embolie pulmonaire. Les critères de Genève simplifiés sont à connaitre par cœur.	

Total du dossier QRF & QRNF sur 100

Fiche SYNTHESE
Fractures de l'extrémité supérieure du fémur : fractures trochantériennes

- Fractures trochantériennes : 4 types
  - Per trochantérienne : la plus fréquente
  - Inter trochantérienne
  - Trochantéro diaphysaire
  - Sous trochantérienne :
    - x Le traitement est toujours chirurgical
    - x Il n'y a pas de traitement par arthroplastie ; il s'agit toujours d'une ostéosynthèse

Fiche CONSENSUS

Évaluation et prise en charge des personnes âgées faisant des chutes répétées (HAS 2009)

- Rechercher les signes de gravité liés aux conséquences de la chute et aux pathologies responsables de la chute (grade C) :

- Ces signes de gravité sont ceux directement liés à la chute :
  - x De l'impossibilité de se relever du sol avec séjour au sol supérieur à une heure et ses conséquences potentielles incluant entre autres une rhabdomyolyse, une hypothermie (température corporelle ≤ 35 °C), des escarres, des pneumopathies d'inhalation et une déshydratation,
  - x Des traumatismes physiques modérés ou sévères tels que les fractures, (...), les hématomes intracrâniens (...)
  - x Des signes d'un syndrome post-chute ou de désadaptation psychomotrice (...)
- Et/ou ceux liés à une maladie aiguë responsable de la chute.

ITEMS TOMBES

Dossier QRF et QRNF			Intitulé de l'item
Partie	Module	N°	(Programme avant l'ECN 2015)
1	5	62	**Troubles de la marche et de l'équilibre. Chutes chez le sujet âgé**
1	5	63	**Confusion et démence du sujet âgé**
1	6	66	**Thérapeutiques antalgiques, médicamenteuses et non médicamenteuses**
2	-	239	**Fracture de l'extrémité supérieure du fémur**

Dossier QCM		Intitulé de l'item
UE	N°	(Programme après l'ECN 2016)
4	107	**Troubles de la marche et de l'équilibre**
5	132	**Thérapeutiques antalgiques, médicamenteuses et non médicamenteuses**
11	338	**État confusionnel et trouble de conscience chez l'adulte et chez l'enfant**
11	359	**Fractures fréquentes de l'adulte et du sujet âgé**

☑ J'inscris mes notes personnelles pour mieux progresser

N° 2 Après 2016 ECN Avant 2015

MON DOSSIER PASSERELLE

Je choisis mon type d'évaluation en fonction de la date de mon concours

	ECN avant 2015	ECN après 2016
QRF QRNF	+++	+ /- Pour comprendre ! Pour certains partiels !
QCM	-	+++

Vous êtes le médecin traitant de Mme M. Elle a 40 ans et travaille en tant que femme de ménage. Elle a comme principal antécédent une insuffisance veineuse chronique traitée par stripping il y a 4 ans, 2 grossesses menées à terme et prend une pilule œstrogèno-progestative.

Elle vous consulte pour gène dans la main droite. Le matin au réveil, elle se plaint de fourmillements dans les 3 premiers doigts, qui cèdent au bout de quelques minutes lorsqu'elle secoue la main. Sa main la gêne aussi dans la journée avec des sensations de faiblesses musculaires qui l'empêchent de faire son travail.

Dossier QCM
(Questions à choix multiples)

QCM 1 — Quel diagnostic évoquez-vous ?

A - Syndrome du canal tarsien droit
B - Syndrome du canal carpien droit
C - Algodystrophie
D - Névralgie cervico brachial
E - Tendinite

QCM 2 — Qu'attendez-vous de la manœuvre de Phalen?

A - Confirmation diagnostique si positif
B - Infirmation diagnostique si négatif
C - L'apparition d'acroparesthésies douloureuses
D - La disparition de la gêne évoquée par la patiente
E - Rien, elle ne doit pas être réalisée dans ce contexte

QCM 3 — Qu'attendez-vous de la manœuvre de Tinel ?

A - Confirmation diagnostique si positif
B - Infirmation diagnostique si négatif
C - Dysesthésie dans le territoire du nerf médian
D - La disparition de la gêne évoquée par la patiente
E - Hypoesthésie sévère de la main

QCM 4 — Quelles complications redoutez-vous?

A - Amyotrophie de l'éminence thénar
B - Hyperesthésie dans le territoire du nerf médian
C - Hypoesthésie dans le territoire du nerf médian
D - Syndrome du canal carpien controlatéral
E - Synovite palmaire

QCM 5 — Parmi les propositions suivantes, lesquelles sont vraies à propos de l'EMG ?

A - Atteinte neurogène périphérique
B - Lésion axonale
C - Ralentissement des vitesses de conduction

Dossier QRF & QRNF
(Questions à réponses fermées et non fermées)

Question à réponse fermée (et non) 1 :
Quel diagnostic évoquez-vous ?

Question à réponse fermée (et non) 2 :
Quelles sont les deux manœuvres à but diagnostique indispensables de votre examen clinique ? Justifiez

Question à réponse fermée (et non) 3 :
Quelles sont les complications redoutées de cette affection ?

Question à réponse fermée (et non) 4 :
Comment les recherchez-vous ?

Question à réponse fermée (et non) 5 :
Quels examens demandez-vous ? Qu'en attendez-vous ?

Question à réponse fermée (et non) 6 :
Mme M est finalement opérée pour sa pathologie. Lors de la consultation post opératoire, elle se plaint de douleur permanente, non soulagée par les antalgiques usuels, et d'une faiblesse dans la main et le poignet droit. L'examen clinique est sans particularité.
Quel diagnostic évoquez-vous ?

Question à réponse fermée (et non) 7 :
Quels examens à but diagnostique réalisez-vous ?

Question à réponse fermée (et non) 8 :
Quelles seront les grandes lignes de votre traitement ?

D - Altération de la morphologie des potentiels d'action
E - Bloc de conduction

QCM 6	**Parmi les propositions suivantes, lesquelles sont fausses à propos de la prise en charge?**

A - Le seul traitement à proposer est la balnéothérapie
B - Le seul traitement à proposer est la chirurgie
C - Le seul traitement à proposer est l'infiltration
D - Le seul traitement efficace est le repos avec arrêt de travail
E - Cette affection est à déclarer au titre de maladie professionnelle

QCM 7	**Mme M est finalement opérée. Quelles propositions sont vraies à propos du geste chirurgical ?**

A - Technique de décompression du nerf ulnaire
B - Ouverture du canal carpien
C - Section du ligament rond antérieur du carpe
D - Toujours réalisé sous cœlioscopie
E - Disparition rapide des symptômes, souvent dès le lendemain

---

QCM 8	**Lors de la consultation post opératoire à J30, elle se plaint de douleur permanente, non soulagée par les antalgiques usuels, et d'une faiblesse dans la main et le poignet droit. L'examen clinique est sans particularité. Quel diagnostic évoquez-vous ?**

A - Récidive
B - Arthrite septique
C - Algodystrophie
D - Phlébite du bras
E - Tendinite du poignet

QCM 9	**Quel(s) examen(s) est (sont) nécessaire(s) au diagnostic?**

A - Radiographie du poignet
B - Scintigraphie osseuse
C - IRM
D - TDM
E - Aucun, le diagnostic est clinique

QCM 10	**Quel(s) traitement(s) proposez-vous ?**

A - Bain écossais
B - Antidépresseur
C - Reprise chirurgicale
D - Kinésithérapie
E - Antalgique morphinique

☑		QCM	Grille de correction QCM (Questions à choix multiples)
QCM 1	A -	F	• Acroparesthésie dans le territoire du nerf médian • Nocturne : réveillant la patiente le matin • Partiellement soulagée par le secouement des mains • Terrain typique : travailleur manuel
	B -	V	
	C -	F	
	D -	F	
	E -	F	
QCM 2	A -	F	• Signe de Tinel : percussion avec un marteau réflexe de la face antérieure du poignet/de la paume. • Positif : reproduction de la symptomatologie. • Test le plus spécifique (80% des patients) • Son absence n'élimine pas le diagnostic.
	B -	F	
	C -	V	
	D -	F	
	E -	F	
QCM 3	A -	F	• Test de Phalen : avant bras maintenu verticalement et flexion du poignet pendant une minute • Positif : reproduction de la symptomatologie. • Il existe de faux négatifs : flexion du poignet impossible pour une autre raison, hypoesthésie sévère.
	B -	F	
	C -	V	
	D -	F	
	E -	F	
QCM 4	A -	V	• Il s'agit d'une question de cours à bien connaître. Pas de difficulté.
	B -	V	
	C -	V	
	D -	V	
	E -	V	
QCM 5	A -	V	• L'EMG est un examen à connaître le jour J. Il faut connaitre par cœur certains tracés (cf. neurologie) • Dans le cadre de ce syndrome, il s'agit toujours : (tous les mots comptent) • Atteinte neurogène périphérique / Lésions démyélinisantes / Ralentissement des vitesses de conduction + allongement des latences distales + bloc de conduction • C'est une question très sélective car beaucoup de gens font l'impasse sur cet examen mal connu. Je vous conseille de prendre le temps de bien comprendre son déroulement et d'apprendre par cœur certains résultats (neuropathie diabétique, SLA, atteinte myogène ...)
	B -	F	
	C -	V	
	D -	F	
	E -	V	
QCM 6	A -	F	• Le traitement dépend des conclusions de votre examen clinique et de l'EMG • Infiltration par un corticoïde autour du nerf médian : licite en l'absence de signe de gravité (absence de déficit) • Chirurgie : en 1ere intention si signe de gravité (déficit), en cas d'échec du traitement médical, en cas de canal carpien secondaire (hypothyroïdie, polyarthrite rhumatoïde)
	B -	F	
	C -	F	
	D -	F	
	E -	V	
QCM 7	A -	F	• Peu probable qu'on vous interroge là dessus mais ... à connaitre tout de même. • Décompression du nerf médian par ouverture du canal carpien en sectionnant le ligament triangulaire du carpe.
	B -	V	
	C -	F	
	D -	F	
	E -	V	
QCM 8	A -	F	• Douleur d'une région articulaire d'apparition progressive (J30) avec impotence fonctionnelle variable, en post opératoire. • Complication rare dans ce cas, mais qui existe ++ Or, il y a souvent des raretés qui tombent à l'ECN ! • Toujours penser à l'algodystrophie en complication post opératoire tardive !
	B -	F	
	C -	V	
	D -	F	
	E -	F	
QCM 9	A -	V	• Radio : déminéralisation osseuse, aspect d'ostéoporose pommelée hétérogène locorégionale • IRM ou bien scintigraphie (actuellement l'IRM est l'examen de choix car sensible et spécifique) • IRM : œdème osseux à limite flou diffus (hypersignal T2, hyposignal T1 rehaussé par le gadolinium) • Tous ces examens peuvent être normaux sans remettre en cause le diagnostic !
	B -	V	
	C -	V	
	D -	F	
	E -	F	

QCM 10			
	A -	V	• Question de cours sans particularité sur le traitement de l'algodystrophie
	B -	V	
	C -	F	
	D -	V	
	E -	F	

Chaque réponse est cotée 2 points
Total du dossier QCM sur 100

Grille de correction QRF & QRNF
(Questions à réponses fermées et non fermées)

1	*Grille par question du dossier QRF & QRNF* — Le sous-total de cette question est de ➧	**10**
	• Syndrome du canal carpien droit	10
	Commentaires : fourmillement dans la main chez un travailleur manuel = canal carpien	
2	*Grille par question du dossier QRF & QRNF* — Le sous-total de cette question est de ➧	**10**
	• Manœuvre de Phalen	5
	• Manœuvre de Tinel	5
	Commentaires : Deux manœuvres classiques de l'examen clinique	
3	*Grille par question du dossier QRF & QRNF* — Le sous-total de cette question est de ➧	**25**
	• Amyotrophie de l'éminence thénar	5
	• Hyperesthésie dans le territoire du nerf médian	5
	• Hypoesthésie dans le territoire du nerf médian	5
	• Syndrome du canal carpien controlatéral	5
	• Synovite palmaire	5
	Commentaires : attention à l'amyotrophie qui peut être irréversible!	
4	*Grille par question du dossier QRF & QRNF* — Le sous-total de cette question est de ➧	**10**
	• Inspection de la main	5
	• Testing moteur de l'opposant du pouce	3
	• Test de Weber	2
	Commentaires : on recherche les complications irréversibles avant de poser l'indication opératoire	
5	*Grille par question du dossier QRF & QRNF* — Le sous-total de cette question est de ➧	**20**
	• Electromyogramme	5
	• Atteinte neurogène périphérique	5
	• Lésions démyélinisantes	5
	• Ralentissement des vitesses de conduction	2
	• Allongement des latences distales	1
	• Bloc de conduction	2
	Commentaires : Pénible à apprendre mais rapporte des points si on connait bien son cours ….	
6	*Grille par question du dossier QRF & QRNF* — Le sous-total de cette question est de ➧	**5**
	• Algodystrophie	5
	Commentaires : un classique de l'ECN, toujours y penser	
7	*Grille par question du dossier QRF & QRNF* — Le sous-total de cette question est de ➧	**10**
	• Radiographie Face et Profil du poignet droit	5
	• IRM avec injection de gadolinium du poignet droit	5
	Commentaires : la scintigraphie en première intention n'est plus d'actualité	

8	*Grille par question du dossier QRF & QRNF* — Le sous-total de cette question est de ➨	10
•	Soutien psychologique	2
•	Bisphosphonate	2
•	Antidépresseur tricyclique	2
•	Kinésithérapie	2
•	Arrêt de travail si nécessaire	2
	Commentaires : traitement classique de l'algodystrophie, amélioration en 12 à 18 mois en moyenne	

Total du dossier QRF & QRNF sur 100

Fiche SYNTHESE
Syndrome du canal carpien

- Idiopathique :
  - Signes fonctionnels : acroparesthésie à prédominance nocturne dans le territoire du nerf médian, améliorée par le secouement des mains, compliquée de fatigabilité et de maladresse des doigts
  - Examen physique : inspection à la recherche d'une amyotrophie de l'éminence thénar, signe de Tinel, manœuvre de Phalen, test de Weber. Ne pas oublier : examen bilatéral et comparatif
  - Examen complémentaire :
    - x EMG
  - Traitement :
    - x En l'absence de signes de gravité : infiltration de corticoïde
    - x En présence de signes de gravité : décompression chirurgicale du nerf médian
- Secondaire :
  - Symptomatologie identique
  - Causes : microtraumatismes répétés (outils vibrants, femme de ménage, secrétaire ...), traumatisme (fracture de l'extrémité inférieure du radius avec déplacement antérieur), hypothyroïdie, diabète, grossesse, polyarthrite rhumatoïde, amylose ...

Fiche CONSENSUS
Syndrome du canal carpien : Optimiser la pertinence du parcours patient (HAS 2012)

- Signes cliniques de canal carpien :
  - Rechercher des signes de gravité clinique :
    - x Si absent : traitement médical
    - x Si présent : EMG préopératoire puis traitement chirurgical
- Si échec du traitement médical :
  - EMG préopératoire
  - Traitement chirurgical

ITEMS TOMBES

Dossier QRF et QRNF			Intitulé de l'item
Partie	Module	N°	(Programme avant l'ECN 2015)
2	-	279	**Radiculalgie et syndromes canalaires**
2	-	221	**Algodystrophie**

Dossier QCM		Intitulé de l'item
UE	N°	(Programme après l'ECN 2016)
4	93	**Radiculalgie et syndromes canalaires**
7	195	**Syndrome douloureux régional complexe**

☑ J'inscris mes notes personnelles pour mieux progresser

N° 3 — Après 2016 / Avant 2015 — ECN

MON DOSSIER PASSERELLE

Je choisis mon type d'évaluation en fonction de la date de mon concours

	ECN avant 2015	ECN après 2016
QRF / QRNF	+++	+ /- Pour comprendre ! Pour certains partiels !
QCM	-	+++

M X, un jeune homme de 30 ans, sans antécédent particulier, est amené aux urgences à la suite d'un AVP. Au volant de sa voiture, alors qu'il se rendait sur son lieu de travail, il a percuté le véhicule devant lui à 70km/heure.

M X n'a pas de problème de santé particulier, il ne prend aucun traitement.

Aux urgences : TA = 145/75 mmHg, FC= 75 BPM, Sat 100%, FR = 15/min, Glasgow 15, pupilles symétriques et réactives, abdomen souple et indolore, pas de rate palpée. M X se plaint d'une douleur lancinante et d'une impotence fonctionnelle totale du genou gauche.

Le genou gauche est tuméfié, il existe un choc rotulien, un avalement de la tubérosité tibiale antérieure et un hématome en regard de la rotule. Les pouls périphériques sont perçus.

Dossier QCM
(Questions à choix multiples)

QCM 1 — Le syndrome du tableau de bord :

A - Est un mécanisme de choc direct antéro-postérieur, genou fléchi à 90°
B - Entraine une lésion isolée du ligament croisé antérieur
C - Est responsable d'une fracture de l'extrémité inférieure du fémur
D - Est responsable d'une luxation postérieure de hanche
E - N'existe pas

QCM 2 — Quel examen d'imagerie de première intention est indispensable chez ce patient ?

A - Aucun
B - Radiographie standard face et profil genou gauche
C - TDM cérébrale sans injection
D - TDM corps entier sans et avec injection
E - IRM genou gauche

QCM 3 — Vous réalisez une radiographie de genou qui ne retrouve aucune anomalie. Quelle est votre prise en charge sachant qu'il n'y a pas d'autres complications ?

A - Hospitalisation
B - Retour à domicile avec attelle de Zimmer et antalgiques
C - Arrêt de travail
D - Déclaration d'accident du travail
E - Prescription de séances de kinésithérapie à débuter dès le lendemain

QCM 4 — 3 semaines plus tard, vous examinez de nouveau le genou de M X. Au vu de l'anamnèse, qu'attendez-vous à retrouver ?

A - Une luxation postérieure de genou
B - Une rupture du ligament croisé antérieur
C - Une rupture du ligament croisé postérieur
D - Une lésion méniscale
E - Une fracture de la rotule

Dossier QRF & QRNF
(Questions à réponses fermées et non fermées)

<u>Question à réponse fermée (et non) 1 :</u>
Quels sont les éléments composant le syndrome du tableau de bord ?

<u>Question à réponse fermée (et non) 2 :</u>
Quel examen d'imagerie de première intention est indispensable chez ce patient ?

<u>Question à réponse fermée (et non) 3 :</u>
Vous réalisez une radiographie de genou qui ne retrouve aucune anomalie, quelle est votre prise en charge sachant qu'il n'y a pas d'autres complications ?

<u>Question à réponse fermée (et non) 4 :</u>
3 semaines plus tard, vous examinez le genou de M X. Détaillez votre examen

<u>Question à réponse fermée (et non) 5 :</u>
Votre examen retrouve une laxité frontale en valgus et en varus à 30° de flexion persistante en extension ainsi qu'un tiroir direct postérieur à 60° de flexion. Vers quelle anomalie vous orientent ces résultats ?

<u>Question à réponse fermée (et non) 6 :</u>
Quel examen d'imagerie conforte votre hypothèse ?

<u>Question à réponse fermée (et non) 7 :</u>
Votre hypothèse est confirmée, il n'y a pas de complication. M X marche maintenant sans canne ni attelle. Quelle est votre attitude ?

<u>Question à réponse fermée (et non) 8 :</u>
Quels sont les avantages dont bénéficie M X au titre d'accident de travail ?

QCM 5	**Votre examen retrouve une laxité frontale en valgus et en varus à 30° de flexion persistante en extension ainsi qu'un tiroir direct postérieur à 60° de flexion. Vers quelle anomalie vous orientent ces résultats ?**

A - Une luxation postérieure de genou
B - Une rupture du ligament croisé antérieur
C - Une rupture du ligament croisé postérieur
D - Une lésion méniscale
E - Une fracture de la rotule

QCM 6	**Quel examen d'imagerie conforte votre hypothèse ?**

A - Radiographie standard de genou
B - TDM du genou
C - IRM du genou
D - Scintigraphie osseuse
E - TEP - TDM

QCM 7	**Votre hypothèse est confirmée, il n'y a pas de complication. M X marche maintenant sans canne ni attelle. Quelle est votre attitude ?**

A - Traitement orthopédique : genouillère plâtrée 6 semaines
B - Traitement fonctionnel
C - Kinésithérapie
D - Ligamentoplastie le plus rapidement possible
E - Arthroplastie de genou

QCM 8	**Quelles sont les complications de cette affection ?**

A - Douleur résiduelle
B - Gonarthrose précoce
C - Laxité importante
D - Algodystrophie
E - Amyotrophie du quadriceps

QCM 9	**S'agit-il d'un accident de travail ?**

A - Oui
B - Non
C - Non, si M X a interrompu son trajet pour déposer son enfant à la crèche
D - Oui même si M X a fait un détour pour acheter le pain
E - Oui, si M X est un fonctionnaire

QCM 10	**Quels documents sont nécessaires à la déclaration d'accident de travail ?**

A - Feuille d'accident de travail à 3 volets
B - Attestation de salaire
C - Attestation d'assurance sécurité civile
D - Constat amiable de l'accident de la route
E - Certificat médical descriptif

☑	QCM	Grille de correction QCM (Questions à choix multiples)
QCM 1	A - V B - F C - V D - V E - F	• Le syndrome du tableau de bord comprend : rupture du ligament croisé postérieur (LCP), luxation postérieure du genou avec risque de lésion de l'artère poplitée, fracture de la rotule, fracture de l'extrémité inférieure du fémur, luxation traumatique postérieure de hanche. • Mécanisme : AVP haute cinétique, choc direct antéro postérieure, genou fléchi 90°.
QCM 2	A - F B - F C - F D - V E - F	• Question un peu piège car on est tenté par la radio de genou. Mais la question est au singulier ! Attention à bien lire l'énoncé. Ici, pas d'hésitation possible : AVP à 70 km/h = faire un TDM corps entier.
QCM 3	A - F B - V C - V D - V E - F	• La radiographie élimine une fracture. • Pas d'information à propos du TDM = examen normal ! Il ne faut pas inventer des données qu'on ne vous donne pas.
QCM 4	A - F B - F C - V D - F E - F	• On n'examine pas un genou tuméfié et douloureux aux urgences car l'examen est impossible ! • On examine donc le genou à distance, une fois qu'il a dégonflé et que le patient est moins algique (en général 3 semaines).
QCM 5	A - F B - F C - V D - F E F	• Question de cours souvent très mal connue car pénible à apprendre. Mais l'examen clinique du genou est à connaître par cœur pour le jour de l'ECN. • On a tendance à ne se concentrer que sur les lésions du ligament croisé antérieur (LCA) car c'est très fréquent. Mais il ne faut pas faire l'impasse sur les entorses du LCP ; cela peut être une question très classante si elle tombe. Et c'est au programme ...
QCM 6	A - F B - F C - V D - F E - F	• Le seul examen permettant d'examiner les parties molles est l'IRM. • Question facile, aucune hésitation tolérée.
QCM 7	A - F B - V C - V D - F E - F	• Le traitement d'une entorse du LCP est fonctionnel dans la très grande majorité des cas contrairement à l'entorse du KCA car le LCP est bien mieux vascularisé donc il cicatrise mieux que le LCA.
QCM 8	A - V B - V C - V D - V E - V	• Question de cours sur les complications de l'entorse du genou.
QCM 9	A - V B - F C - F D - V E - F	• Question de santé publique. • A connaître PAR COEUR ++. • La santé publique est la seule matière qui tombe TOUS LES ANS. • Aucune impasse possible là dessus.
QCM 10	A - V B - V C - F D - F E - V	• Mêmes remarques.

Chaque réponse est cotée 2 points
Total du dossier QCM sur 100

Grille de correction QRF & QRNF
(Questions à réponses fermées et non fermées)

1	*Grille par question du dossier QRF & QRNF* — Le sous-total de cette question est de ➧	**10**
	• Rupture du ligament croisé postérieur (LCP)	2
	• Luxation postérieure du genou	2
	• Fracture de la rotule	2
	• Fracture de l'extrémité inférieure du fémur	2
	• Luxation traumatique postérieure de hanche	2
	Commentaires : Question de cours à connaître par cœur	
2	*Grille par question du dossier QRF & QRNF* — Le sous-total de cette question est de ➧	**5**
	• TDM corps entier sans et avec injection	5
	Commentaires : AVP à haute cinétique = body scanner. Attention question au singulier !	
3	*Grille par question du dossier QRF & QRNF* — Le sous-total de cette question est de ➧	**15**
	• RETOUR A DOMICILE (=PMZ)	
	• Immobilisation : attelle (de Zimmer)	5
	• Antalgique	5
	• Glaçage	2
	• Consultation à 3 semaines avec un orthopédiste	3
	Commentaires : pas d'examen clinique aux urgences d'un genou tuméfié, on ne palpe rien du tout et le patient est très algique.	
4	*Grille par question du dossier QRF & QRNF* — Le sous-total de cette question est de ➧	**20**
	• EXAMEN BILATERAL ET COMPARATIF (=PMZ)	
	• Inspection du genou : déformation, tégument	5
	• Testing de la laxité frontale	5
	• Testing de la laxité antéro – postérieure :	2
	• Tiroirs antérieur et postérieur	5
	• Ressaut rotatoire	2
	• Lésions méniscales associées	1
	Commentaires : organe pair = examen bilatéral et comparatif	
5	*Grille par question du dossier QRF & QRNF* — Le sous-total de cette question est de ➧	**10**
	• Une rupture du ligament croisé postérieur	10
	Commentaires : attention, il ne s'agit pas de la classique entorse du ligament antérieur ; pourtant l'entorse du ligament postérieur est bien au programme et donc à connaître.	
6	*Grille par question du dossier QRF & QRNF* — Le sous-total de cette question est de ➧	**10**
	• IRM du genou	10
	Commentaires : le seul examen permettant de voir les parties molles	
7	*Grille par question du dossier QRF & QRNF* — Le sous-total de cette question est de ➧	**10**
	• Traitement fonctionnel	5
	• Kinésithérapie	5
	Commentaires : jamais de traitement chirurgical de l'entorse du ligament postérieur sauf s'il y a une lésion associée du ligament croisé antérieur.	

8	*Grille par question du dossier QRF & QRNF*	Le sous-total de cette question est de ➡	20

• Prestation en nature	5
• Exonération du ticket modérateur	5
• Prestation en espèce	5
• Pas de délai de carence	5
Commentaires : Question de santé publique peu intéressante, mais qui tombe tous les ans à l'ECN.	

Total du dossier QRF & QRNF sur 100

Fiche SYNTHESE
Entorse du ligament croisé postérieur du genou

- Mécanisme :
  - Lésions isolées : choc direct antéro postérieur
  - Lésions complexes : choc direct antéro postérieur à haute énergie, hyper extension passive appuyée
- Clinique :
  - Douleur et impotence fonctionnelle totale en aigu
  - Hémarthrose : choc rotulien
  - Testing frontal :
    - x Laxité frontale en valgus à 3O° de flexion = lésion isolée du ligament latéral interne (LLI)
    - x Laxité frontale en valgus persistante en extension = lésions LLI+PAPI*+LCP
    - x Laxité frontale en varus à 30° de flexion : lésion isolée du ligament latéral externe (LLE)
    - x Laxité frontale en varus persistante en extension : lésions LLE+PAPE*+LCP
  - Tiroir postérieur à 60° de flexion : tiroir direct = subluxation postérieure évoquant une rupture du LCP ; test sensible ++ pour explorer le LCP

PAPI : point d'angle postéro interne   PAPE : point d'angle postéro externe

ITEMS TOMBES

Dossier QRF et QRNF			Intitulé de l'item
Partie	Module	N°	(Programme avant l'ECN 2015)
2	-	257	**Lésions ligamentaires et méniscales du genou et de la cheville**
1	7	109	**Accidents du travail et maladies professionnelles**
Dossier QCM			**Intitulé de l'item**
UE	N°		(Programme après l'ECN 2016)
11	357		**Lésions péri-articulaires et ligamentaires du genou, de la cheville et de l'épaule**
6	180		**Accidents du travail et maladies professionnelles : définition et enjeux**

Mme Z, 75 ans, trébuche sur un trottoir en se rendant à l'épicerie. Elle tombe en avant et se rattrape avec sa main droite en hyper extension.

Mme Z est sous Coumadine® pour une fibrillation auriculaire et porte des lunettes de vue. Elle vit seule au rez-de-chaussée et a 2 enfants.

Elle se plaint d'une douleur importante et d'une impotence fonctionnelle totale du poignet droit.

Voici la radio réalisée aux urgences :

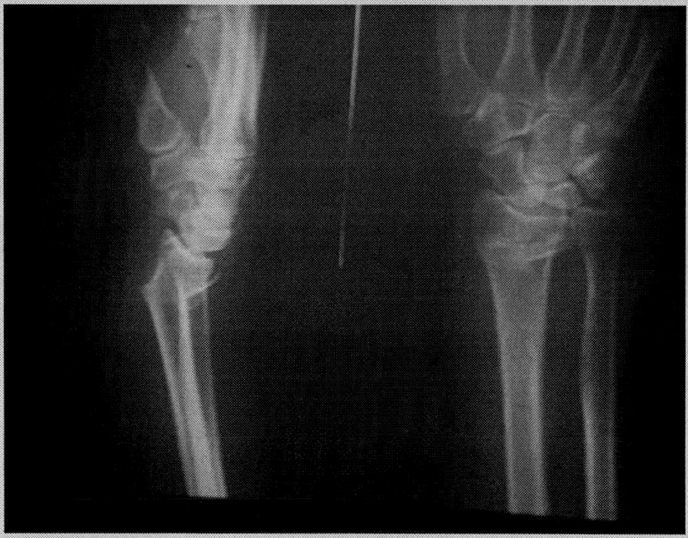

Dossier QCM
(Questions à choix multiples)

QCM 1	Quels sont les 2 éléments indispensables devant être notés dans votre examen clinique ?

A - Heure du dernier repas
B - Statut de la vaccination anti - tétanique
C - Douleur à la palpation du poignet
D - Recherche de l'extension active du pouce
E - Bandelette urinaire

QCM 2	A propos de la radio ci jointe :

A - Verticalisation de la ligne bi styloïdienne
B - Tassement latéral de l'épiphyse radiale
C - Trait de fracture sus articulaire
D - Arrachement de la styloïde ulnaire
E - Engrènement postérieur

Dossier QRF & QRNF
(Questions à réponses fermées et non fermées)

__Question à réponse fermée (et non) 1 :__
Détaillez votre examen clinique

__Question à réponse fermée (et non) 2 :__
Interprétez la radiographie

__Question à réponse fermée (et non) 3 :__
Quelle est votre attitude aux urgences ?

__Question à réponse fermée (et non) 4 :__
Quelle prise en charge immédiate à but thérapeutique vous semble adaptée ?

__Question à réponse fermée (et non) 5 :__
La fille de Mme Z appelle aux urgences de votre hôpital pour avoir des informations sur l'état de santé de sa mère, que lui répondez-vous ?

QCM 3	Quel diagnostic évoquez-vous ?

A - Fracture de Goirand Smith
B - Fracture de Pouteau Colles
C - Fracture de Gérard Marchant
D - Fracture de l'extrémité inférieure du radius avec bascule postérieure
E - Fracture de l'extrémité inférieure du radius avec déplacement antérieur.

QCM 4	A propos du traitement de Mme Z :

A - C'est un anti agrégant plaquettaire
B - Il s'agit de la warfarine
C - Il s'agit d'un anti coagulant
D - Il faut l'arrêter
E - Il ne faut surtout pas l'arrêter car Mme Z a une FA

QCM 5	Quelle est votre attitude aux urgences?

A - Appel du réanimateur
B - Appel du gériatre
C - Appel de l'orthopédiste
D - Antalgique adapté IV
E - Immobilisation du foyer de fracture par attelle

QCM 6	A propos du traitement étiologique :

A - Traitement orthopédique
B - Réduction manuelle et immobilisation plâtrée
C - Réduction au bloc opératoire sous amplificateur
D - Contention du foyer par embrochage per cutané
E - Ostéosynthèse

QCM 7	La fille de Mme Z appelle, pendant que sa mère est au bloc opératoire, pour avoir des nouvelles, que lui dites-vous ?

A - Rien
B - Sa mère va bien, il faut rappeler plus tard
C - Elle se fait actuellement opérer pour une fracture de Pouteau Colles. Les chirurgiens lui mettent des broches.
D - De venir à l'hôpital
E - D'apporter des affaires de toilette

QCM 8	Quel(s) traitement(s) complémentaire(s) est indispensable à proposer chez cette patiente?

A - Psychothérapie de soutien
B - Anticoagulation efficace
C - Kinésithérapie
D - Renforcement musculaire
E - Rien

<u>Question à réponse fermée (et non) 6 :</u>

Quel traitement complémentaire est indispensable à proposer chez cette patiente ? Détaillez.

<u>Question à réponse fermée (et non) 7 :</u>

Vous apprenez que Mme Z n'en est pas à sa première chute : c'est la 3eme cette année.
Un bilan complémentaire vous semble t-il nécessaire ? Justifier

<u>Question à réponse fermée (et non) 8 :</u>

Dans l'hypothèse qu'un bilan para clinique soit nécessaire, quel serait –il ? pourquoi ?

QCM 9	Vous apprenez que Mme Z n'en est pas à sa première chute : c'est la 3eme cette année. Un bilan complémentaire vous semble t il nécessaire ? Justifier

A - Oui
B - Non
C - Fibrillation auriculaire
D - Mauvaise vue
E - Sexe féminin

QCM 10	Dans l'hypothèse qu'un bilan para clinique soit nécessaire, quel serait –il ?

A - NFS
B - HBA1C
C - Ionogramme sanguin
D - ECG
E - TDM cérébrale

☑		QCM	Grille de correction QCM (Questions à choix multiples)
QCM 1	A -	V	• La prise en charge sera forcément chirurgicale : bascule postérieure + grand déplacement • Incarcération du tendon du long extenseur du pouce dans le foyer de fracture à rechercher systématiquement ! C'est une complication très classique à ne pas oublier !
	B -	F	
	C -	F	
	D -	V	
	E -	F	
QCM 2	A -	F	• Si vous n'arrivez pas à interpréter une radiographie, je vous conseille d'apprendre par cœur la description de certaines fractures typiques; surtout que la reproduction est souvent très douteuse le jour J. • La fracture de Pouteau Colles est à connaître par cœur ! Pas d'impasse là dessus.
	B -	V	
	C -	V	
	D -	F	
	E -	V	
QCM 3	A -	F	• La colonne du pouce indique l'avant ++. • Déplacement postérieur de l'épiphyse radiale.
	B -	V	
	C -	F	
	D -	V	
	E -	F	
QCM 4	A -	F	• A ce stade du dossier, il faut savoir que cette fracture est chirurgicale. • L'anti coagulant doit être arrêté. • Un relai par héparine sera réalisé en post opératoire. • Si l'opération n'est pas réalisée dans les12h, il faut faire un relai HNF puis l'arrêter 6 heures avant la chirurgie.
	B -	V	
	C -	V	
	D -	V	
	E -	F	
QCM 5	A -	F	• Actuellement, il y a de plus en plus de gériatres dans les services d'urgence, il faut savoir y penser. • Pas de problème pour les autres propositions. • L'immobilisation est à but antalgique ici.
	B -	V	
	C -	V	
	D -	V	
	E -	V	
QCM 6	A -	F	• Il s'agit d'une fracture de Pouteau Colles déplacée : le traitement sera toujours chirurgical • A votre niveau, il s'agit toujours d'une ostéosynthèse à foyer fermé (embrochage per cutané selon la technique de Kapandji).
	B -	F	
	C -	V	
	D -	V	
	E -	V	
QCM 7	A -	F	• Il est interdit de données des informations médicales précises sans l'accord de la patiente • Il faut bien évidemment rassurer la fille! • Il faut être logique et se mettre dans la situation pour avoir les bonnes réponses (penser à vos gardes aux urgences …)
	B -	V	
	C -	F	
	D -	V	
	E -	V	
QCM 8	A -	F	• La kinésithérapie est indispensable et est à débuter le plus précocement possible. • But : récupération des amplitudes articulaires et renforcement musculaire. • Mme Z a une FA, il faut poursuivre l'anticoagulation en post opératoire.
	B -	V	
	C -	V	
	D -	V	
	E -	F	
QCM 9	A -	V	• Un bilan de chute est nécessaire en cas de chutes répétées chez la personne âgée • Plusieurs causes possibles ici : baisse de l'acuité visuelle, malaise cardiaque, …
	B -	F	
	C -	V	
	D -	V	
	E -	F	
QCM 10	A -	V	• Le bilan de chute est très bien détaillé dans l'HAS 2009. • C'est un sujet classique qu'il faut absolument maîtriser. • Suivez bien les éventuelles modifications de l'HAS pour ce sujet.
	B -	F	
	C -	V	
	D -	V	
	E -	F	

Chaque réponse est cotée 2 points
Total du dossier QCM sur 100

Grille de correction QRF & QRNF
(Questions à réponses fermées et non fermées)

1	Grille par question du dossier QRF & QRNF — Le sous-total de cette question est de ➡	20
•	Heure du dernier repas	2
•	Main dominante	2
•	Mécanisme de la chute	2
•	Douleur à la palpation	2
•	Déformation en dos de fourchette	2
•	Main botte radiale	2
•	Horizontalisation de la ligne bi styloïdienne	2
•	Pouls périphériques	2
•	Test de la sensibilité dans le territoire du nerf médian	2
•	Test du tendon long extenseur du pouce	2
		2
	Commentaires : ne pas bâcler les questions de clinique à l'ECN, c'est 95% de la médicine !	

2	Grille par question du dossier QRF & QRNF — Le sous-total de cette question est de ➡	12
•	Radiographie de face et profil du poignet droit	2
•	Trait de fracture simple	2
•	Sus articulaire	2
•	Métaphysaire	2
•	Oblique en bas et en avant	2
•	BASCULE POSTERIEURE (=PMZ)	2
•	Horizontalisation de la ligne bi styloïdienne	2
	Commentaires : décrire la radio même si on ne trouve pas le diagnostic	

3	Grille par question du dossier QRF & QRNF — Le sous-total de cette question est de ➡	14
•	APPEL DE L'ORTHOPEDISTE DE GARDE (=PMZ)	
•	Hospitalisation	2
•	A jeun	5
•	Immobilisation temporaire du foyer de fracture par attelle	5
•	Antalgique adapté à l'EVA	2
•	ARRET DE LA COUMADINE (=PMZ)	
	Commentaires : anticoagulant = arrêt dans la plupart des sujets de l'ECN	

4	Grille par question du dossier QRF & QRNF — Le sous-total de cette question est de ➡	15
•	TRAITEMENT CHIRUGICAL (=PMZ)	
•	Réduction au bloc opératoire sous amplificateur de brillance	5
•	Contention du foyer de fracture :	3
•	Ostéosynthèse à foyer fermé	3
•	Embrochage per cutané	4
	Commentaires : pas de place pour un traitement orthopédique devant une fracture du poignet déplacée	

5	Grille par question du dossier QRF & QRNF — Le sous-total de cette question est de ➡	4
•	Aucune information médicale ne peut être délivrée à un tiers sans l'autorisation du patient	2
•	Rassurer la fille sans donner d'information médicale précise	2
	Commentaires : il y a toujours des questions publiques à l'ECN, donc pas d'impasse envisageable!	

6	*Grille par question du dossier QRF & QRNF*	Le sous-total de cette question est de ➡	**8**
•	Kinésithérapie		2
•	Précoce		1
•	Quotidienne		1
•	Récupération des amplitudes articulaires		2
•	Entretien de la force musculaire		2
	Commentaires : chirurgie orthopédique = rééducation		
7	*Grille par question du dossier QRF & QRNF*	Le sous-total de cette question est de ➡	**10**
•	Oui		5
•	Chutes répétées chez la personne âgée		5
8	*Grille par question du dossier QRF & QRNF*	Le sous-total de cette question est de ➡	**17**
•	Ionogramme sanguin		5
•	Dosage sérique de la vitamine D (25OHD)		5
•	NFS		2
•	ECG		5
	Commentaires : question de gériatrie très à la mode pour l'ECN		

Total du dossier QRF & QRNF sur 100

Fiche SYNTHESE
Fracture de Pouteau Colles

- Mécanisme : compression – extension = déplacement postérieur de l'épiphyse radiale.
- Clinique : Main botte radiale, dos de fourchette, horizontalisation de la ligne bi styloïdienne, douleur.
- Complications : plaie artérielle radiale, compression du nerf médian, incarcération du tendon du long extenseur du pouce
- Radio : Fracture sus articulaire, trait simple, transversal oblique en bas et en avant, tassement latéral de l'épiphyse radiale, horizontalisation de la ligne bi styloïdienne, index radio-ulnaire nul ou positif, déformation en dos de fourchette, engrènement postérieur
- Traitement :
  - Chirurgical, réduction au bloc opératoire, contention du foyer de fracture par embrochage per cutané (technique de Kapandji), pas d'immobilisation plâtrée.
  - Un traitement orthopédique est justifié si la fracture n'est pas déplacée : réduction manuelle et immobilisation par attelle plâtrée brachio-antébrachio-palmaire 3 semaines puis manchette plâtrée 3 semaines.
  - Kinésithérapie systématique précoce dans tous les cas

Fiche CONSENSUS

Evaluation et prise en charge des personnes âgées faisant des chutes répétées (HAS 2009)

- Examens paracliniques à demander lors d'un bilan de chutes répétées ; Il est recommandé de réaliser les examens suivants :
  - Ionogramme sanguin à la recherche d'une hyponatrémie ;
  - Dosage sérique de la vitamine D (25OHD) ;
  - Hémogramme en cas de signes d'appel d'anémie ;
  - ECG en cas de signes d'appel cardiaques ;
  - Dosage de l'HbA1c chez les personnes diabétiques.
- Il n'est pas utile de réaliser à titre systématique les examens suivants : EEG, imagerie cérébrale, examen écho-Doppler des artères cérébrales, Holter-ECG des 24 heures, échographie cardiaque.
- Ces examens ne sont réalisés qu'en fonction d'indications guidées par les données de l'évaluation clinique et de l'ECG

ITEMS TOMBES

Dossier QRF et QRNF			Intitulé de l'item
Partie	Module	N°	(Programme avant l'ECN 2015)
2	-	238	**Fracture de l'extrémité inférieure du radius chez l'adulte**
1	5	62	**Troubles de la marche et de l'équilibre. Chutes chez le sujet âgé**

Dossier QCM		Intitulé de l'item
UE	N°	(Programme après l'ECN 2016)
11	359	**Fractures fréquentes de l'adulte et du sujet âgé**
4	107	**Troubles de la marche et de l'équilibre**

☑ J'inscris mes notes personnelles pour mieux progresser

N° 5 Après 2016 Avant 2015 ECN

MON DOSSIER PASSERELLE

Je choisis mon type d'évaluation en fonction de la date de mon concours

	ECN avant 2015	ECN après 2016
QRF QRNF	+++	+ /- Pour comprendre ! Pour certains partiels !
QCM	-	+++

Mlle H, 16 ans, est amenée aux urgences par les pompiers. Elle porte des talons aiguilles, et s'est tordue la cheville gauche à l'entrée de la boîte de nuit. Depuis, elle n'arrive plus à poser le pied par terre. Au repos, elle côte sa douleur à 3/10, et à 10/10 quand elle essaie de s'appuyer sur son pied.

Vous apprenez que Mlle H est gymnaste professionnelle et que sa prochaine compétition est dans un mois.

A l'examen clinique, vous remarquez une déformation en varus équin, un œdème diffus de la face latérale et un hématome en œuf de pigeon de la cheville gauche.

Vous suspectez une entorse grave de cheville.

Dossier QCM
(Questions à choix multiples)

QCM 1 Une radiographie de cheville est demandée, pourquoi ?

A - Mlle H est mineure
B - Mlle H est gymnaste professionnelle
C - Présence d'un œdème diffus
D - Impossibilité d'appui
E - Il n'y a pas d'indication à faire une radiographie

QCM 2 Parmi les structures suivantes, lesquelles sont lésées dans les entorses graves de cheville ?

A - Tête du 5éme métatarsien
B - Ligament latéral interne
C - Ligament latéral externe
D - Gaine des tendons fibulaires
E - Muscle triceps sural

QCM 3 Quels sont les trois signes de votre examen clinique évoquant une rupture ligamentaire ?

A - Douleur à la base du 5éme métatarsien
B - Tiroir antérieur
C - Hématome en œuf de pigeon
D - Douleur vive malléolaire latérale
E - Bâillement talo-crural

QCM 4 A propos de la clinique de l'entorse grave :

A - Impotence fonctionnelle partielle
B - Impotence fonctionnelle immédiate
C - Craquement audible lors du traumatisme
D - Reprise possible de la marche
E - Impotence fonctionnelle persistante

Dossier QRF & QRNF
(Questions à réponses fermées et non fermées)

Question à réponse fermée (et non) 1 :
Demandez-vous une radiographie de cheville ? Justifier rapidement.

Question à réponse fermée (et non) 2 :
Quelle est la principale structure anatomique lésée dans cette pathologie ?

Question à réponse fermée (et non) 3 :
Quels sont les trois signes de votre examen clinique évoquant une rupture ligamentaire ?

Question à réponse fermée (et non) 4 :
Votre diagnostic est confirmé : quels sont les deux grands types de traitement que l'on peut proposer ?

Question à réponse fermée (et non) 5 :
Détailler le traitement orthopédique de ce type de lésion

Question à réponse fermée (et non) 6 :
2 mois plus tard, Mlle H se plaint d'une instabilité de la cheville, elle a peur de se blesser à nouveau : proposez vous des explorations complémentaires ? Si oui, la/lesquelles(s) ?

Question à réponse fermée (et non) 7 :
Citer 3 autres complications tardives de cette pathologie ?

Question à réponse fermée (et non) 8 :
La mère de Mlle H vous demande si sa fille doit arrêter définitivement la gymnastique, que lui répondez-vous ?

QCM 5 **A propos de la clinique de l'entorse bénigne :**

A - Impotence fonctionnelle partielle
B - Impotence fonctionnelle immédiate
C - Craquement audible lors du traumatisme
D - Reprise possible de la marche
E - Impotence fonctionnelle persistante

QCM 6 **A propos de la prise en charge thérapeutique :**

A - Traitement chirurgical
B - Traitement fonctionnel
C - Traitement orthopédique
D - Immobilisation plâtrée
E - Protocole RICE

QCM 7 **Vous optez pour un traitement orthopédique :**

A - Immobilisation plâtrée 6 semaines
B - Immobilisation plâtrée 4 semaines
C - Immobilisation plâtrée 2 semaines
D - Ne nécessite pas un traitement préventif par HBPM
E - Ne nécessite pas d'une autorisation parentale

QCM 8 **2 mois plus tard, Mlle H se plaint d'une instabilité de la cheville, elle a peur de se blesser à nouveau : proposez vous des explorations complémentaires ? Si oui, la/lesquelles(s) ?**

A - Radiographie standard de cheville
B - IRM de cheville
C - TDM de cheville
D - Scintigraphie
E - Radiographie dynamique

QCM 9 **Citer 3 autres complications tardives de cette pathologie ?**

A - Récidive
B - Bilatéralisation
C - Arthrose précoce
D - Ostéoporose
E - Algodystrophie

QCM 10 **L'entraineur de Mlle H vous demande des informations sur votre décision thérapeutique : quelle est votre attitude ?**

A - Vous ne répondez rien
B - Vous demandez à Mlle H l'autorisation de donner ces informations
C - Vous demandez à la mère de Mlle H l'autorisation de donner ces informations
D - Vous demandez à l'entraîneur d'appeler Mlle H directement
E - Vous demandez à l'entraîneur d'appeler la mère de Mlle H directement

☑		QCM	Grille de correction QCM (Questions à choix multiples)
QCM 1	A -	V	• Indication à la radiographie dans une suspicion d'entorse de cheville : CRITERES d'OTTAWA
	B -	F	
	C -	F	
	D -	V	
	E -	F	
QCM 2	A -	F	• Rupture ligamentaire = entorse grave • Distension ligamentaire = entorse bénigne • Cette remarque est valable pour tout type d'entorse • Les questions d'anatomie sont rares voire quasi inexistantes au concours, mais les surprises sont fréquentes à l'ECN ! Connaissez donc un minimum votre anatomie; de plus, cela vous aidera à comprendre les mécanismes lésionnels ainsi que les traitements qui en découlent.
	B -	F	
	C -	V	
	D -	V	
	E -	F	
QCM 3	A -	F	• Question de cours classique!
	B -	V	
	C -	V	
	D -	F	
	E -	V	
QCM 4	A -	F	• Question de clinique permettant d'orienter votre diagnostic lors de la consultation aux urgences • Attention, l'intensité de la douleur malléolaire latérale en phase aiguë n'est pas corrélée à la gravité des lésions
	B -	V	
	C -	V	
	D -	F	
	E -	V	
QCM 5	A -	V	• Question de clinique permettant d'orienter votre diagnostic lors de la consultation aux urgences
	B -	F	
	C -	F	
	D -	V	
	E -	F	
QCM 6	A -	F	• Deux traitements possibles dans les entorses graves : orthopédique ou fonctionnel • Fonctionnel : attelle type aircast • Orthopédique : botte plâtrée
	B -	V	
	C -	V	
	D -	V	
	E -	V	
QCM 7	A -	V	• Immobilisation botte plâtrée, flexion à 90 ° avec appui partiel (canne anglaise), durée de 6 semaines pour la cicatrisation des ligaments • Traitement anticoagulant INDISPENSABLE! • Réflexe pédiatrie : AUTORISATION PARENTALE ET CARNET DE SANTE
	B -	F	
	C -	F	
	D -	F	
	E -	F	
QCM 8	A -	F	• Indications des clichés dynamiques dans l'entorse de cheville : instabilité chronique, entorse à répétition, doute sur la gravité • Toujours à distance du traumatisme • En l'absence de fracture
	B -	F	
	C -	F	
	D -	F	
	E -	V	
QCM 9	A -	V	• Question de cours!
	B -	F	
	C -	V	
	D -	F	
	E -	V	
QCM 10	A -	V	• Secret médical : aucune information ne doit être donnée sans l'autorisation du patient • Ici, patiente mineure = seule la mère est habilitée à prendre les décisions
	B -	F	
	C -	V	
	D -	F	
	E -	V	

Chaque réponse est cotée 2 points

Total du dossier QCM sur 100

	QRF QRNF	Grille de correction QRF & QRNF (Questions à réponses fermées et non fermées)	
1	*Grille par question du dossier QRF & QRNF*	Le sous-total de cette question est de ➡	**10**
	• OUI (=PMZ) • Critères d'Ottawa *Commentaires* : On ne vous demande pas de les citer, attention à ne pas perdre du temps pour rien		 10
2	*Grille par question du dossier QRF & QRNF*	Le sous-total de cette question est de ➡	**5**
	• Ligament latéral externe de cheville gauche *Commentaires* : connaître un minimum d'anatomie pour l'ECN		5
3	*Grille par question du dossier QRF & QRNF*	Le sous-total de cette question est de ➡	**15**
	• Bâillement talo-crural latéral en varus équin • Tiroir antérieur • Hématome en œuf de pigeon *Commentaires* : rupture ligamentaire = entorse grave		5 5 5
4	*Grille par question du dossier QRF & QRNF*	Le sous-total de cette question est de ➡	**10**
	• Traitement fonctionnel • Traitement orthopédique *Commentaires* : dans les sujets d'orthopédie, bien catégoriser les 3 types de prise en charge possible : fonctionnelle, orthopédique, chirurgicale		5 5
5	*Grille par question du dossier QRF & QRNF*	Le sous-total de cette question est de ➡	**30**
	• AUTORISATION PARENTALE (=PMZ) • Immobilisation par botte plâtrée • 6 semaines • TRAITEMENT ANTI COAGULANT A DOSE ISO COAGULANTE (=PMZ) • Repos / Arrêt de la gymnastique • Glaçage • Décharge partielle • Elévation de la jambe • Traitement antalgique adapté à l'EVA • REEDUCATION PRECOCE (=PMZ) *Commentaires* : beaucoup de PMZ dans cette question, mais ce sont des points "pièges" essentiels à ne pas oublier le jour du concours.		 5 2 5 5 5 3 5
6	*Grille par question du dossier QRF & QRNF*	Le sous-total de cette question est de ➡	**10**
	• OUI (=PMZ) • Clichés dynamiques de cheville • Bilatéraux et comparatifs		 5 5
7	*Grille par question du dossier QRF & QRNF*	Le sous-total de cette question est de ➡	**10**
	• Algodystrophie • Récidive • Arthrose de cheville		5 3 2
8	*Grille par question du dossier QRF & QRNF*	Le sous-total de cette question est de ➡	**10**
	• Non *Commentaires* : bien lire la question et le terme "définitivement"		10

Total du dossier QRF & QRNF sur 100

Fiche SYNTHESE
Critères d'OTTAWA

- Les critères d'Ottawa indiquent un examen radiologique et sont applicables dans la majorité des cas :
  - Impossibilité de se mettre en appui et de faire 4 pas (2 fois 2 pas pour chaque pied)
  - Patient de moins de 18 ans et de plus de 55 ans
  - Douleur à la palpation osseuse du bord postérieur de la fibula ou du tibia sur une hauteur de 6 cm ou au niveau de la pointe d'une des 2 malléoles
  - Douleur à la palpation du scaphoïde tarsien ou de la base du 5ème métatarsien

ITEMS TOMBES

Dossier QRF et QRNF			Intitulé de l'item
Partie	Module	N°	(Programme avant l'ECN 2015)
2	-	257	**Lésions ligamentaires et méniscales du genou et de la cheville**

Dossier QCM		Intitulé de l'item
UE	N°	(Programme après l'ECN 2016)
11	357	**Lésions péri-articulaires et ligamentaires du genou, de la cheville et de l'épaule**

☑ J'inscris mes notes personnelles pour mieux progresser

N° 6 Après 2016 / Avant 2015 ECN

MON DOSSIER PASSERELLE

Je choisis mon type d'évaluation en fonction de la date de mon concours

	ECN avant 2015	ECN après 2016
QRF / QRNF	+++	+ /- Pour comprendre ! Pour certains partiels !
QCM	-	+++

Vous êtes l'interne des urgences et recevez M.J âgé de 45 ans, maçon. En ce jour de pluie, il a glissé de son échafaudage et fait une chute de 2 mètres.

Il portait son casque et n'a pas perdu connaissance. Il se plaint uniquement de son membre inférieur gauche qu'il ne peut plus bouger.

Votre examen clinique révèle une déformation du membre inférieur gauche en adduction-rotation externe avec un léger raccourcissement, un hématome de la hanche gauche et une impotence fonctionnel totale. Le reste de votre examen est sans particularité.

M. J n'a pas de problème de santé particulier et ne prend aucun traitement. Le dernier repas a été pris 7 heures auparavant.

Vous obtenez la radio suivante :

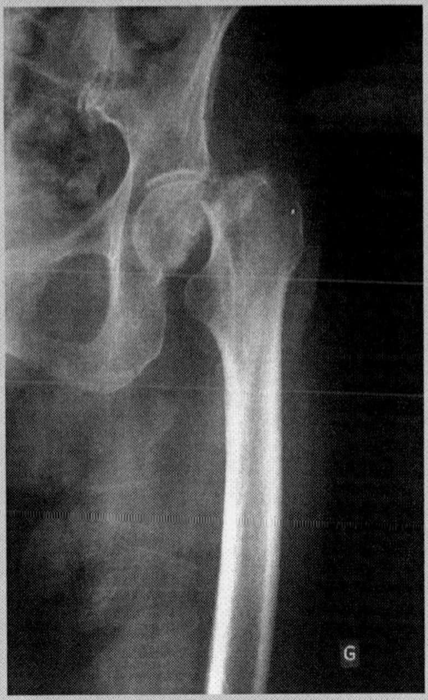

Dossier QCM
(Questions à choix multiples)

QCM 1	Quel est votre diagnostic?

A - Fracture de l'extrémité supérieure du fémur gauche
B - Fracture per trochantérienne gauche
C - Fracture cervicale vraie gauche
D - Garden 3
E - Garden 4

QCM 2	Quels examens prescrivez-vous avant l'arrivée du chirurgien ?

A - Aucun
B - Groupe, rhésus, RAI
C - ECG
D - Body scanner
E - CRP

Dossier QRF & QRNF
(Questions à réponses fermées et non fermées)

Question à réponse fermée (et non) 1 :
Quel est votre diagnostic précis ?

Question à réponse fermée (et non) 2 :
Quelle est votre attitude en temps qu'interne des urgences ?

Question à réponse fermée (et non) 3 :
Dans quel délai M J doit être opéré ? Justifier rapidement.

Question à réponse fermée (et non) 4 :
Quel traitement chirurgical proposez-vous ? Justifier en une phrase.

QCM 3	Dans quel délai M. J doit être opéré idéalement?
	A - 48 heures
	B - 24 heures
	C - 12 heures
	D - Immédiatement
	E - Cela ne change rien à la prise en charge thérapeutique

QCM 4	Quel traitement chirurgical proposez-vous ?
	A - Arthroplastie de hanche
	B - Traitement conservateur
	C - Prothèse de hanche intermédiaire
	D - Ostéosynthèse
	E - Prothèse totale de hanche

QCM 5	Quelles sont les 3 mesures thérapeutiques principales associées à la chirurgie ?
	A - Immobilisation par plâtre cruro-pédieux
	B - Anti agrégant plaquettaire préventif
	C - Anticoagulation à dose curative
	D - Anticoagulation à dose préventive
	E - Kinésithérapie

QCM 6	Quel est le délai de mise au fauteuil en post opératoire ?
	A - Immédiatement
	B - J-2 post-opératoire
	C - 1 semaine post-opératoire
	D - 1 mois post-opératoire
	E - Dès disparition totale de la douleur

QCM 7	Quel est le délai de reprise de l'appui en post-opératoire ?
	A - Dès la disparition de la douleur
	B - Précoce : J-3
	C - Différée de plusieurs semaines
	D - 48 heures après la mise au fauteuil
	E - Au moment de l'arrêt de l'anticoagulation préventive

QCM 8	M J déclare sa mésaventure en accident du travail, quels en sont les bénéfices ?
	A - Exonération du ticket modérateur
	B - Pas de délai de carence
	C - Indemnités journalières de 80% de J1
	D - Indemnités journalières de 60% de J1
	E - Indemnités journalières de 80% de J-29

Question à réponse fermée (et non) 5 :
Quelles sont les 3 mesures thérapeutiques principales associées à la chirurgie ?

Question à réponse fermée (et non) 6 :
M J déclare sa mésaventure en accident du travail, quels en sont les bénéfices ?

Question à réponse fermée (et non) 7 :
Quelles sont les 2 conditions requises à la reprise du travail ? Préciser les 2 acteurs impliqués.

Question à réponse fermée (et non) 8 :
M. J est jugé inapte au poste de travail antérieur, quelles sont les 3 propositions qui lui seront proposées ? Par qui (une seule personne) ? Dans quel délai ?

QCM 9	Quelles sont les 2 conditions requises à la reprise du travail ? Préciser les 2 acteurs impliqués.
	A - Visite de pré reprise par le médecin du travail
	B - Visite de pré reprise par le médecin traitant
	C - Visite de pré reprise par le médecin de la sécurité sociale
	D - Visite de reprise par le médecin du travail
	E - Visite de reprise par le médecin traitant

QCM 10	M. J est jugé inapte au poste de travail antérieur, quelles sont les 3 propositions qui lui seront proposées ?
	A - Reclassement professionnel
	B - Mi temps thérapeutique
	C - Indemnités de licenciement et de préavis
	D - Maintien du salaire antérieur sans travailler
	E - Licenciement avec préavis

☑			QCM	Grille de correction QCM (Questions à choix multiples)
QCM 1	A -	V		• Il s'agit d'une fracture cervicale vraie. • Il n'y a pas d'atteinte des trochanters. • Garden 4 : fracture déplacée en coxa vara, non engrenée, désolidarisée.
	B -	F		
	C -	V		
	D -	F		
	E -	V		
QCM 2	A -	F		• L'indication chirurgicale est évidente ici. • On prescrit bien sûr le bilan pré opératoire avant l'arrivée du chirurgien ! • Aucun intérêt de la CRP. • ECG car le patient a plus de 40 ans.
	B -	V		
	C -	V		
	D -	F		
	E -	F		
QCM 3	A -	F		• Le risque est l'ostéonécrose aseptique de la tête fémorale. • La tête fémorale est vascularisée par l'artère circonflexe qui est unique. • Elle est lésée dans la fracture Garden 4 et la tête fémorale n'est plus vascularisée. • Le but est d'opérer le plus rapidement possible afin de rétablir cette circulation artérielle et d'éviter une arthroplastie chez un sujet jeune.
	B -	F		
	C -	F		
	D -	V		
	E -	F		
QCM 4	A -	F		• Fracture Garden 4 + sujet jeune (< 60 ans) = traitement conservateur. • On évite à tout prix de poser une prothèse chez un sujet jeune car la durée de vie d'une prothèse est d'environ 15 ans.
	B -	V		
	C -	F		
	D -	V		
	E -	F		
QCM 5	A -	F		• On ne plâtre pas une hanche! Et surement pas avec un cruro pédieux. • Les anti agrégants plaquettaires n'ont rien à voir là dedans. • L'anticoagulation est par définition préventive : M. J n'a pas encore fait l'embolie pulmonaire. • La kinésithérapie encore et encore!!
	B -	F		
	C -	F		
	D -	V		
	E -	V		
QCM 6	A -	F		• La mise au fauteuil fait partie de la rééducation et doit être précoce (J1 à J3). • Elle se fait de façon progressive. • Les antalgiques doivent être adaptés.
	B -	V		
	C -	F		
	D -	F		
	E -	F		
QCM 7	A -	F		• Lors des fractures instables traitées par ostéosynthèse, l'appui est différé de 3 semaines à 3 mois selon la technique chirurgicale utilisée. • La reprise de l'appui est précoce lors d'une arthroplastie. • On arrête l'anticoagulation après reprise de l'appui, ce n'est pas l'inverse.
	B -	F		
	C -	V		
	D -	F		
	E -	F		
QCM 8	A -	V		• Prestations en nature = exonération du ticket modérateur • Prestations en espèce = pas de délai de carence (le jour de l'accident est payé) • Indemnités journalières = 60% du salaire le premier mois (28 premiers jours) • Indemnités journalières = 80 % du salaire dès J-29
	B -	V		
	C -	F		
	D -	V		
	E -	V		
QCM 9	A -	F		• La visite de pré reprise est à prévoir en cas d'incapacité probable ou de difficultés importantes de reprise de l'ancien poste. • L'initiative de cette visite peut venir du médecin traitant ou du médecin conseil mais jamais de l'employeur ou du médecin du travail. • Visite de reprise obligatoire après un arrêt de plus de 8 jours
	B -	V		
	C -	V		
	D -	V		
	E -	F		
QCM 10	A -	V		• L'employeur dispose d'un délai d'un mois pour proposer une des 3 solutions au salarié.
	B -	F		
	C -	V		
	D -	V		
	E -	F		

Chaque réponse est cotée 2 points
Total du dossier QCM sur 100

Grille de correction QRF & QRNF
(Questions à réponses fermées et non fermées)

1	*Grille par question du dossier QRF & QRNF* — Le sous-total de cette question est de ➡	**15**
	• Fracture de l'extrémité supérieure du fémur gauche	3
	• Fracture cervicale vraie	5
	• Garden 4	7
	<u>Commentaires</u> : toujours préciser le côté sinon pas de point	
2	*Grille par question du dossier QRF & QRNF* — Le sous-total de cette question est de ➡	**20**
	• URGENCE THERAPEUTIQUE (=PMZ)	
	• A jeun	2
	• VVP	2
	• Antalgique IV adapté à l'EVA	2
	• Immobilisation du membre inférieur gauche	2
	• Appel de l'orthopédiste de garde/hospitalisation en orthopédie	5
	• Bilan préopératoire	2
	• NFS, groupe, rhésus, RAI, TP, TCA, ionogramme sanguin, créatininémie, ECG, BU, radio de thorax	5
	<u>Commentaires</u> : homme de plus de 40 ans = ECG en préopératoire	
3	*Grille par question du dossier QRF & QRNF* — Le sous-total de cette question est de ➡	**10**
	• Urgence absolue	5
	• Risque d'ostéonécrose aseptique de la tête fémorale	5
	<u>Commentaires</u> : classification Garden = degré de risque d'ostéonécrose aseptique de la tête fémorale	
4	*Grille par question du dossier QRF & QRNF* — Le sous-total de cette question est de ➡	**15**
	• Traitement conservateur	5
	• Réduction sur table orthopédique	2
	• Contention par ostéosynthèse à foyer fermé	5
	• Car il s'agit d'un homme jeune (moins de 60 ans)	3
	<u>Commentaires</u> : toujours penser à préciser si le traitement est conservateur ou non = ostéosynthèse ou arthroplastie	
5	*Grille par question du dossier QRF & QRNF* — Le sous-total de cette question est de ➡	**8**
	• Kinésithérapie précoce	2
	• Anticoagulation à dose isocoagulante	2
	• A poursuivre 15 jours après reprise complète de la marche	1
	• Traitement antalgique	2
	• Adapté à l'EVA	1
	<u>Commentaires</u> : Chirurgie orthopédique = kinésithérapie + antalgique + HBPM (pour le membre inférieur)	
6	*Grille par question du dossier QRF & QRNF* — Le sous-total de cette question est de ➡	**12**
	• Prestation en nature :	2
	• Exonération du ticket modérateur pour les soins et la rééducation	2
	• Prestation en espèces :	2
	• Indemnités journalières	2
	• Sans délai de carence	2
		2
	<u>Commentaires</u> : La santé publique est la seule matière du programme qui tombe tous les ans !!	

7	*Grille par question du dossier QRF & QRNF* Le sous-total de cette question est de ➧	8
	• Examen de pré-reprise • par le médecin traitant • Visite de pré reprise • par le médecin du travail *Commentaires* : arrêt de travail > 8 jours = visite de reprise	2 2 2 2
8	*Grille par question du dossier QRF & QRNF* Le sous-total de cette question est de ➧	12
	• Proposition d'un autre emploi = reclassement professionnel • Indemnité de licenciement et de préavis • Maintien du salaire antérieur • L'employeur • dispose d'un délai d'un mois • en l'absence d'un danger immédiat pour le salarié *Commentaires* : question rarement tombée à l'ECN mais qui est importante à connaître	2 2 2 2 2 2

Total du dossier QRF & QRNF sur 100

Fiche SYNTHESE
Fracture cervicale vraie

- Classification de Garden : (selon le risque de nécrose aseptique de la tête fémorale)
  - Garden 1 : fracture en coxa valga engrenée
  - Garden 2 : fracture non déplacée engrenée
  - Garden 3 : fracture en coxa vara non engrenée
  - Garden 4 : fracture en coxa vara non engrenée avec désolidarisation (pas de contact capsulo-synovial)

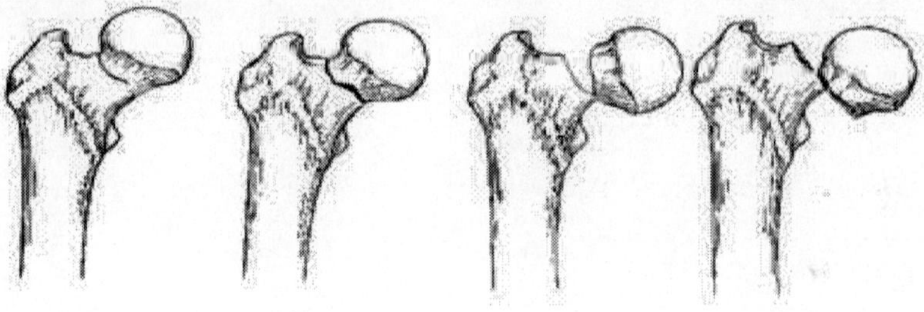

- Traitement :
  - Garden 1 et 2 : ostéosynthèse quelque soit l'âge du patient
  - Garden 3 et 4 : ostéosynthèse si patient de moins de 60 ans
  - Garden 3 et 4 : Arthroplastie si patient de plus de 75 ans
  - Garden « et 4 : ostéosynthèse ou arthroplastie entre 60 et 75 ans

ITEMS TOMBES

Dossier QRF et QRNF			Intitulé de l'item
Partie	Module	N°	(Programme avant l'ECN 2015)
2	-	239	Fracture de l'extrémité supérieure du fémur
1	7	109	Accidents du travail et maladies professionnelles
Dossier QCM			Intitulé de l'item
UE	N°		(Programme après l'ECN 2016)
11	359		Fractures fréquentes de l'adulte et du sujet âgé
6	180		Accidents du travail et maladies professionnelles : définition et enjeux

☑ J'inscris mes notes personnelles pour mieux progresser

N° 7 Après 2016 Avant 2015 ECN

MON DOSSIER PASSERELLE

Je choisis mon type d'évaluation en fonction de la date de mon concours

	ECN avant 2015	ECN après 2016
QRF QRNF	+++	+ /- Pour comprendre ! Pour certains partiels !
QCM	-	+++

Mme P, 70 ans, glisse dans les escaliers menant au bassin de la piscine ; Par chance elle se tenait à la rampe avec sa main droite. Les pompiers l'amènent aux urgences car elle ne peut plus bouger son membre supérieur droit.

Mme P prend un sachet d'Aspégic par jour et un comprimé de valproate de sodium 500mg pour une épilepsie ancienne et stabilisée sous traitement.

En l'examinant, elle est très algique ; elle présente une impotence fonctionnelle totale et une attitude vicieuse en abduction-rotation externe du membre supérieur droit. Le reste de l'examen est sans particularité.

Elle gémit beaucoup et répète « c'est toujours la même chose, ça n'arrête pas de me faire ça »

Voici la radio que vous avez demandez :

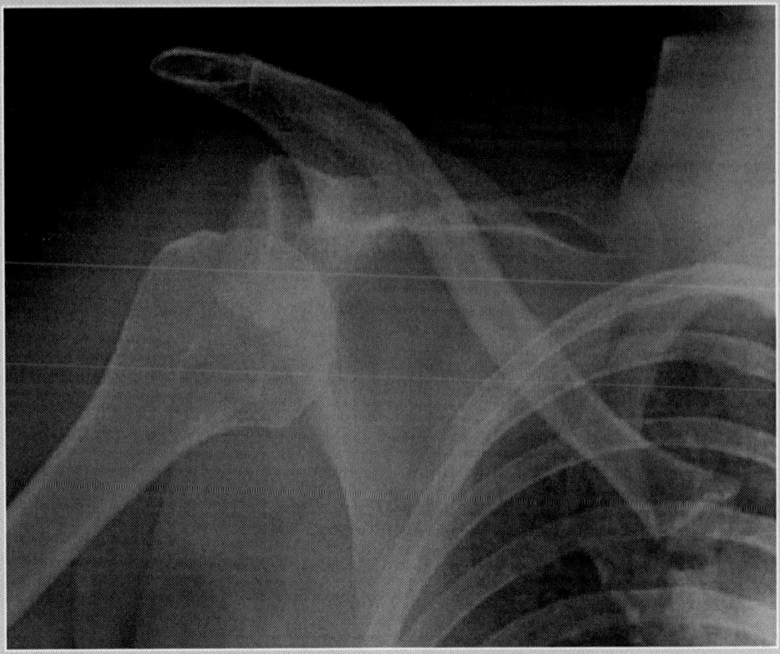

Dossier QCM
(Questions à choix multiples)

QCM 1	A propos de la radiographie :

A - Disjonction sterno-claviculaire
B - Disjonction acromio-claviculaire
C - Luxation gléno-humérale
D - Disjonction gléno-humérale
E - Opacité apex pulmonaire droit

QCM 2	A propos de la radiographie :

A - Fracture du col chirurgical huméral droit
B - Fracture du bord externe de la scapula
C - Encoche de Mac Laughlin
D - Encoche de Malgaine
E - Fracture du grand trochanter

Dossier QRF & QRNF
(Questions à réponses fermées et non fermées)

Question à réponse fermée (et non) 1 :
Interprétez la radiographie.

Question à réponse fermée (et non) 2 :
Quel votre diagnostic précis ?

Question à réponse fermée (et non) 3 :
Quelles sont les deux complications immédiates à éliminer par votre examen clinique ? Détaillez votre examen clinique (3 items attendus)

QCM 3	Quel votre diagnostic précis ?

A - Disjonction sterno-claviculaire droite non compliquée
B - Luxation gléno-humérale postérieure récidivante simple
C - Luxation gléno-humérale antérieure simple
D - Luxation gléno-humérale antérieure récidivante simple
E - Disjonction gléno-humérale antérieure récidivante simple

QCM 4	Quelles sont les deux complications immédiates à éliminer par votre examen clinique ?

A - Nécrose aseptique de la tête humérale
B - Compression des vaisseaux axillaires
C - Rupture des vaisseaux axillaires
D - Instabilité majeure
E - Omarthrose

QCM 5	Détaillez votre examen clinique (2 items attendus)

A - Sensibilité du moignon de l'épaule
B - Tiroir inférieur
C - Tiroir antéro-postérieur
D - Palpations des pouls périphériques
E - Tests actifs et passifs d'appréhension

QCM 6	Vous appelez le médecin traitant de Mme P qui vous confirme que c'est le 4ème épisode du genre et que la dernière fois elle a du aller au bloc opératoire. Quelle sera votre attitude thérapeutique dans l'immédiat ?

A - Réduction par manœuvre externe immédiate au bloc opératoire
B - Réduction chirurgicale à ciel ouvert
C - Réduction par manœuvre externe dans un box au SAU
D - Antalgique
E - A jeun

QCM 7	Mme P est traitée avec succès, quel examen complémentaire doit être réalisé au décours ?

A - Artériographie des vaisseaux axillaires
B - EMG du nerf circonflexe
C - TDM d'épaule en fenêtre osseuse
D - Radiographie standard d'épaule
E - IRM d'épaule

__Question à réponse fermée (et non) 4 :__
Vous appelez le médecin traitant de Mme P qui vous confirme que c'est le 4ème épisode du genre et que la dernière fois elle a du aller au bloc opératoire.
Quelle sera votre attitude thérapeutique dans l'immédiat ?

__Question à réponse fermée (et non) 5 :__
Malheureusement, vos efforts sont infructueux et vous traitez Mme P au bloc opératoire avec succès.
Quel examen indispensable doit être réalisé avant que Mme P quitte le bloc opératoire ? Pourquoi (2 items attendus)?

__Question à réponse fermée (et non) 6 :__
Quelques semaines plus tard, Mme P est rétablie de cet épisode. Elle vous consulte en tant que chirurgien orthopédiste. Que recherchez-vous à l'examen clinique ?

__Question à réponse fermée (et non) 7 :__
Quel traitement peut-on proposer afin de prévenir toute récidive ?

__Question à réponse fermée (et non) 8 :__
Quelle est la principale complication tardive de cette affection ?

QCM 8	Quelques semaines plus tard, Mme P est rétablie de cet épisode. Elle vous consulte en tant que chirurgien orthopédiste. Que recherchez-vous à l'examen clinique ?

A - Hyperlaxité supérieure
B - Hyperlaxité inférieure
C - Signe du ressaut de l'épaule
D - Cri méniscal de l'épaule
E - Test de l'appréhension

QCM 9	Quel traitement peut-on proposer afin de prévenir toute récidive ?

A - Arthrodèse d'épaule
B - Arthroplastie d'épaule
C - Traitement orthopédique
D - Rééducation simple
E - Immobilisation coude au corps 6 semaines

QCM 10	Quelle est la principale complication tardive de cette affection ?

A - Rupture de la coiffe des rotateurs
B - Raideur d'épaule
C - Bilatéralisation
D - Epaule pseudo paralytique
E - Capsulite rétractile

☑		QCM	Grille de correction QCM (Questions à choix multiples)
QCM 1	A -	F	• Question d'interprétation radiologique. • Lisez bien les propositions et regarder bien les radiographies que vous avez dans vos cours. • Cette radiographie ne doit poser aucun problème.
	B -	F	
	C -	V	
	D -	F	
	E -	F	
QCM 2	A -	F	• On recherche toujours des complications osseuses lors d'une luxation d'épaule. • Il n'y en a pas dans ce cas clinique.
	B -	F	
	C -	F	
	D -	F	
	E -	F	
QCM 3	A -	F	• Question diagnostique • Tout est dans l'énoncé : pas de complication clinique, pas de complication radiologique et la patiente vous dit que ça lui arrive souvent. (On peut croire ce que disent les patients !)
	B -	F	
	C -	F	
	D -	V	
	E -	F	
QCM 4	A -	F	• La nécrose aseptique est une complication tardive en cas de lésion axillaire non traitée. • L'omarthrose est une complication tardive également (raideur d'épaule) • Votre examen clinique d'une épaule luxée au SAU doit être concentré sur les lésions du nerf circonflexe et des vaisseaux axillaires.
	B -	V	
	C -	V	
	D -	F	
	E -	F	
QCM 5	A -	V	• Attention de ne pas confondre l'examen clinique d'une épaule luxée et d'une épaule en post luxation ! • Il est hors de question de tester la moindre laxité dans ce contexte, c'est impossible. • On recherche les complications impliquant une urgence thérapeutique.
	B -	F	
	C -	F	
	D -	V	
	E -	F	
QCM 6	A -	F	• On essaie toujours une réduction manuelle sous antalgique et éventuellement anxiolytique avant de passer au bloc opératoire même si précédemment il y a eu échec. • Le traitement chirurgical à ciel ouvert est indiqué en cas de fracture-luxation uniquement.
	B -	F	
	C -	V	
	D -	V	
	E -	V	
QCM 7	A -	F	• En post réduction, il est indispensable de refaire une radiographie : confirmation de la bonne réduction et recherche de lésions osseuses. • Il est indispensable de refaire l'examen clinique vasculo-nerveux également.
	B -	F	
	C -	F	
	D -	V	
	E -	F	
QCM 8	A -	F	• On recherche une hyperlaxité inférieure et pas supérieure ! • Il n'y a pas de ménisque dans l'épaule ... • Il s'agit d'une question de cours; comme toujours, pas facile d'apprendre les tests cliniques en orthopédie. • Le plus important ici est la recherche d'une hyperlaxité et un examen bilatéral et comparatif.
	B -	V	
	C -	V	
	D -	F	
	E -	V	
QCM 9	A -	F	• Il s'agit d'un traitement chirurgical : buttée ou fermeture de la chambre de décollement antérieur selon le type de lésion.
	B -	F	
	C -	F	
	D -	F	
	E -	F	
QCM 10	A -	F	• Complication TARDIVE : bien lire la question. • La rupture de la coiffe est une complication précoce. • La rupture de la coiffe entraîne une épaule pseudo paralytique. • La capsulite rétractile est un symptôme de l'algodystrophie.
	B -	V	
	C -	F	
	D -	F	
	E -	F	

Chaque réponse est cotée 2 points
Total du dossier QCM sur 100

Grille de correction QRF & QRNF
(Questions à réponses fermées et non fermées)

1	*Grille par question du dossier QRF & QRNF* — Le sous-total de cette question est de ➜	**7**
•	Radio d'épaule droite face stricte	1
•	Vacuité de la glène	2
•	Disparition de l'interligne articulaire	2
•	Diaphyse humérale en abduction se projetant dans l'axe de la coracoïde	2
•	ABSENCE DE LESION OSSEUSE ASSOCIE (=PMZ)	
	<u>*Commentaires*</u> : la radio permet de confirmer le diagnostic clinique mais elle est surtout indispensable afin de rechercher une fracture associée	
2	*Grille par question du dossier QRF & QRNF* — Le sous-total de cette question est de ➜	**9**
•	Luxation gléno-humérale antérieure droite	5
•	Sous- coracoïdienne	2
•	Récidivante	1
•	Non compliquée	1
	<u>*Commentaires*</u> : Toujours préciser compliqué/non compliqué dans vos diagnostics (pas uniquement en ortho)	
3	*Grille par question du dossier QRF & QRNF* — Le sous-total de cette question est de ➜	**16**
•	Lésions des vaisseaux axillaires	5
•	Palpation des pouls périphériques	2
•	Rechercher un hématome axillaire expansif	2
•	Lésion du nerf circonflexe	5
•	Anesthésie de la face externe du moignon de l'épaule	2
	<u>*Commentaires*</u> : Les lésions vasculaires sont exceptionnelles mais ne jamais oublier de les rechercher car il s'agit d'une urgence thérapeutique	
4	*Grille par question du dossier QRF & QRNF* — Le sous-total de cette question est de ➜	**20**
•	Appel de l'orthopédiste de garde	2
•	A jeun	1
•	Antalgiques :	5
•	MEOPA et morphine sous cutanée si besoin	2
•	Réduction douce et progressive par manœuvre externe	5
•	Immobilisation coude au corps	5
	<u>*Commentaires*</u> : On laisse à jeun en prévision d'un échec de la manœuvre et d'un éventuel bloc opératoire	
5	*Grille par question du dossier QRF & QRNF* — Le sous-total de cette question est de ➜	**8**
•	Radiographie standard d'épaule droite face et profil de Lamy	4
•	Confirmation de la bonne réduction	2
•	Rechercher des complications osseuses post -réductionnelles	2
	<u>*Commentaires*</u> : A réaliser avant de réveiller la patiente !	
6	*Grille par question du dossier QRF & QRNF* — Le sous-total de cette question est de ➜	**10**
•	EXAMEN BILATERAL ET COMPARATIF (=PMZ)	
•	Hyperlaxité inférieure	5
•	Hyperlaxité antéro-postérieure	2
•	Distension capsulaire	1
•	Test de l'appréhension	1
•	Test du ressaut dynamique de l'épaule	1
	<u>*Commentaires*</u> : L'hyperlaxité est le mot le plus important dans la luxation récidivante d'épaule	

7	*Grille par question du dossier QRF & QRNF*	Le sous-total de cette question est de ➨	**10**
	• Traitement chirurgical • Buttée osseuse coracoïdienne (intervention de Latarjet) • Ou fermeture de la chambre de décollement antérieur (intervention de Bankart) *Commentaires* : A l'ECN, la réponse cotée sera probablement uniquement " traitement chirurgical ", les détails sont affaires de spécialistes		8 1 1
8	*Grille par question du dossier QRF & QRNF*	Le sous-total de cette question est de ➨	**10**
	• Raideur d'épaule • Rééducation *Commentaires* : à distinguer de la capsulite rétractile et de l'épaule pseudo paralytique !		5 5

Total du dossier QRF & QRNF sur 100

Fiche SYNTHESE
Luxation gléno-humérale antérieure

- Examen physique :
  - Attitude des traumatisés du membre supérieur
  - Attitude vicieuse en abduction-rotation externe
  - Signe de l'épaulette
  - Coup de hache externe
  - Comblement du sillon delto-pectoral
  - Vacuité de la glène et palpation de la tête sous la coracoïde
  - Mobilité de la tête humérale lors des mouvements de rotation externe imprimés au coude
- Examen radiologique :
  - Radio de face stricte et profil de Lamy
- Traitement orthopédique en deux temps :
  - Réduction douce et progressive par manœuvre externe
  - Immobilisation coude au corps 3 semaines
- Complications précoces :
  - Nerf : Lésion du nerf circonflexe
  - Vaisseaux : Lésion des vaisseaux axillaires
  - Tendons : Rupture de la coiffe des rotateurs
  - Os : Fracture de l'extrémité supérieure de l'humérus, éculement de la glène, encoche de Malgaine
- Complications tardives :
  - Instabilité antérieure et luxation récidivante
  - Raideur de l'épaule

ITEMS TOMBES

Dossier QRF et QRNF			Intitulé de l'item
Partie	Module	N°	(Programme avant l'ECN 2015)
2	-	201	**Évaluation de la gravité et recherche des complications précoces : chez un traumatisé des membres**
3	-	306	**Douleur des membres et des extrémités**

Dossier QCM		Intitulé de l'item
UE	N°	(Programme après l'ECN 2016)
11	357	**Lésions péri-articulaires et ligamentaires du genou, de la cheville et de l'épaule**

☑ J'inscris mes notes personnelles pour mieux progresser

N° 8

Après 2016

Avant 2015

ECN

MON DOSSIER PASSERELLE

Je choisis mon type d'évaluation en fonction de la date de mon concours

	ECN avant 2015	ECN après 2016
QRF QRNF	+++	+ /- Pour comprendre ! Pour certains partiels !
QCM	-	+++

Le petit Edouard, âgé de 26 mois, est amené à votre consultation par ses parents pour boiterie évoluant depuis 5 jours sans facteur déclenchant. Il n'a pas d'antécédent particulier à part un impétigo correctement traité par acide fusidique topique. Il va à l'école depuis un mois, et a une croissance staturo-pondérale normale.

Les parents sont très angoissés car la cousine germaine d'Edouard a un néphroblastome.

Une NSF et une radiographie de bassin de face ainsi qu'une radiographie de genoux de face et de profil, ne montrent pas d'anomalie.

Lors de votre examen, vous remarquez que le genou droit d'Edouard est légèrement rouge et tuméfié. Il n'y a pas de fièvre. Vous décidez de l'hospitaliser pour poursuivre vos explorations.

Dossier QCM

(Questions à choix multiples)

QCM 1	**Quelles sont les deux principales affections malignes pouvant se manifester par une boiterie à cet âge?**

A - Sarcome d'Ewing
B - Fibrome ossifiant
C - Leucémie aiguë lymphoblastique
D - Chondrosarcome
E - Métastase d'un neuroblastome

QCM 2	**Donner 4 éléments cliniques en faveur d'une affection maligne**

A - Tâches cutanées achromiques
B - Splénomégalie
C - Masse abdominale
D - Pâleur cutanéomuqueuse
E - Adénopathies multiples

QCM 3	**Vous éliminez une pathologie maligne, mais 2 jours après Edouard présente de la fièvre à 38,5°C et une douleur provoquée à la palpation de l'extrémité distale du fémur. Quels sont les deux diagnostics à évoquer en priorité?**

A - Arthrite septique du genou droit
B - Exostose inflammatoire de l'extrémité inférieure du fémur
C - Algodystrophie
D - Ostéomyélite du genou droit
E - Fracture de fatigue du plateau tibial

QCM 4	**Quel élément de votre examen clinique permettra de vous orienter?**

A - Epanchement articulaire
B - Mobilité non douloureuse du genou
C - Fistule cutanée
D - Déformation du membre
E - Autres articulations touchées

Dossier QRF & QRNF

(Questions à réponses fermées et non fermées)

Question à réponse fermée (et non) 1 :
Quelles sont les deux principales affections malignes pouvant se manifester par une boiterie à cet âge?

Question à réponse fermée (et non) 2 :
Donner 4 éléments cliniques en faveur d'une affection maligne.

Question à réponse fermée (et non) 3 :
Heureusement, vous éliminez une pathologie maligne, mais 2 jours après Edouard présente de la fièvre à 38,5°C et une douleur provoquée à la palpation de l'extrémité distale du fémur.
Quels sont les deux diagnostics à évoquer en priorité?

Question à réponse fermée (et non) 4 :
Quel élément de votre examen clinique permettra de vous orienter entre ces deux pathologies?

Question à réponse fermée (et non) 5 :
Cet élément est absent. Prescrivez-vous des examens complémentaires ? si oui, lesquels ?

Question à réponse fermée (et non) 6 :
La radiographie montre des lacunes métaphysaires d'ostéolyse et une apposition périostée de l'extrémité inférieure du fémur droit. Quel est votre diagnostic ?

Question à réponse fermée (et non) 7 :
Quelle est votre attitude thérapeutique ?

Question à réponse fermée (et non) 8 :
Détaillez le mécanisme physiopathologique

QCM 5	La mobilité articulaire est normale. Parmi les examens suivants, lesquels prescrivez-vous à visée diagnostique?

A - Scanner du genou droit
B - NFS
C - Créatininémie
D - Aucun
E - CRP

QCM 6	Parmi les examens suivants, lesquels prescrivez-vous à visée diagnostique?

A - Radiographie standard de genoux
B - Hémocultures
C - Dextro
D - Ponction métaphysaire
E - Aucun

QCM 7	La radio montre des lacunes métaphysaires d'ostéolyse et une apposition périostée de l'extrémité inférieure du fémur droit. Quel est votre diagnostic ?

A - Arthrite septique du genou droit
B - Exostose inflammatoire de l'extrémité inférieure du fémur
C - Algodystrophie
D - Ostéomyélite du genou droit
E - Fracture de fatigue du plateau tibial

QCM 8	Quel micro-organisme est probablement responsable de l'affection ?

A - Staphylocoque doré
B - EBV
C - Salmonella
D - Streptocoque du groupe B
E - Gonocoque

QCM 9	Parmi les traitements suivants, lequel choisissez-vous en 1ère intention?

A - Vancomycine + Gentamicine IV
B - Amoxicilline + acide clavulanique PO
C - Pénicilline M PO
D - Céfamandole + Gentamicine IV
E - Paracétamol IV

QCM 10	Quelles sont les localisations les plus fréquentes de cette affection ?

A - Extrémité inférieure du tibia
B - Extrémité inférieure du fémur
C - Extrémité supérieure de l'humérus
D - Extrémité inférieure de l'humérus
E - Extrémité supérieure du tibia

☑		QCM	Grille de correction QCM (Questions à choix multiples)
QCM 1	A -	F	• A cet âge il n'y a pas de tumeur primitive osseuse maligne. • Le chondrosarcome est une pathologie de l'adulte. • Le sarcome d'Ewing est une pathologie du grand enfant et de l'adolescent.
	B -	F	
	C -	V	
	D -	F	
	E -	V	
QCM 2	A -	F	• Neuroblastome : masse abdominale. • Leucémie aiguë : pâleur cutanéomuqueuse, splénomégalie et adénopathies multiples. • Les tâches achromiques se voient dans certaines phocomatoses comme la sclérose tubéreuse de Bourneville.
	B -	V	
	C -	V	
	D -	V	
	E -	V	
QCM 3	A -	V	• Nous nous orientons clairement vers une pathologie infectieuse. • Il est absolument indispensable de ne pas se tromper à cette question. • Les autres propositions sont complètement hors sujet!
	B -	F	
	C -	F	
	D -	V	
	E -	F	
QCM 4	A -	F	• Dans l'ostéomyélite, la mobilité articulaire est conservée et non douloureuse contrairement à l'arthrite septique qui touche l'articulation.
	B -	V	
	C -	F	
	D -	F	
	E -	F	
QCM 5	A -	F	• Bilan biologique typique d'une pathologie infectieuse. • Aucune indication à faire un scanner.
	B -	V	
	C -	F	
	D -	F	
	E -	V	
QCM 6	A -	V	• Bilan radiologique à refaire à distance, car la radio initiale est normale la plupart du temps. • En infectiologie, il faut toujours ponctionner pour réaliser un examen bactériologique afin d'avoir un antibiogramme et de proposer une antibiothérapie adaptée.
	B -	V	
	C -	F	
	D -	V	
	E -	F	
QCM 7	A -	F	• La description de la radio est typique d'une ostéomyélite. • Si vous avez du mal avec cette description radiologique, l'examen clinique vous oriente car il n'y a pas de limitation de la mobilité articulaire passive.
	B -	F	
	C -	F	
	D -	V	
	E -	F	
QCM 8	A -	V	• Chez un enfant de plus de 2 ans, le principal germe est le staphylocoque doré. • Surtout qu'il y a une porte d'entrée cutanée : l'impétigo.
	B -	F	
	C -	F	
	D -	F	
	E -	F	
QCM 9	A -	F	• Antibiothérapie intraveineuse toujours. • En 2ème intention : amoxicilline + acide clavulanique IV. • Durée de 6 semaines au total (5 jours IV puis relai PO).
	B -	F	
	C -	F	
	D -	V	
	E -	F	
QCM 10	A -	F	• Question de cours simple • "Loin du coude, près du genou"
	B -	V	
	C -	V	
	D -	F	
	E -	V	

Chaque réponse est cotée 2 points
Total du dossier QCM sur 100

Grille de correction QRF & QRNF
(Questions à réponses fermées et non fermées)

1 *Grille par question du dossier QRF & QRNF* — Le sous-total de cette question est de ➡	**10**
• Métastase d'un neuroblastome	5
• Leucémie aiguë lymphoblastique	5
<u>*Commentaires*</u> : Attention, il n'y a pas de tumeur primitive maligne à cet âge !	
2 *Grille par question du dossier QRF & QRNF* — Le sous-total de cette question est de ➡	**8**
• Splénomégalie	2
• Adénopathies périphériques multiples	2
• Pâleur cutanéomuqueuse	2
• Masse abdominale	2
<u>*Commentaires*</u> : Le neuroblastome se révèle par une importante masse abdominale dans la grande majorité des cas.	
3 *Grille par question du dossier QRF & QRNF* — Le sous-total de cette question est de ➡	**10**
• Arthrite septique du genou droit	5
• Ostéomyélite subaiguë du genou droit	5
<u>*Commentaires*</u> : Ce sont les deux pathologies infectieuses principales à bien connaître.	
4 *Grille par question du dossier QRF & QRNF* — Le sous-total de cette question est de ➡	**8**
• Mobilisation du genou	5
• Douloureuse et impossible en cas d'arthrite septique	3
<u>*Commentaires*</u> : l'ostéomyélite ne touche pas l'articulation, contrairement à l'arthrite (par définition)	
5 *Grille par question du dossier QRF & QRNF* — Le sous-total de cette question est de ➡	**15**
• OUI (=PMZ)	
• NFS	1
• CRP	2
• 3 hémocultures en milieux aérobie et anaérobie	2
• Procalcitonine	1
• Ponction métaphysaire	4
• AVEC EXAMEN BACTERIOLOGIQUE (=PMZ)	
• Prélèvement de la porte d'entrée	4
• Radiologique face et profil des deux genoux	1
<u>*Commentaires*</u> : bilan bactériologique standard, attention à ne rien oublier!	
6 *Grille par question du dossier QRF & QRNF* — Le sous-total de cette question est de ➡	**10**
• Ostéomyélite subaiguë de l'extrémité inférieure du genou droit	5
• A staphylocoque doré	3
• Porte d'entrée : lésion d'impétigo	2
<u>*Commentaires*</u> : toujours préciser la localisation, le germe probable et la porte d'entrée dans les pathologies infectieuses.	
7 *Grille par question du dossier QRF & QRNF* — Le sous-total de cette question est de ➡	**26**
• URGENCE THERAPEUTIQUE (=PMZ)	
• ACCORD PARENTAL (=PMZ)	
• Bi-antibiothérapie synergique et bactéricide	2
• Probabiliste	2
• Voie IV	2
• Active contre le staphylocoque doré	2
• A bonne diffusion osseuse	2
• A adapter secondairement à l'antibiogramme	2
• Céfamandole + Gentamicine en l'absence d'allergie	4
	4

• Antalgiques adaptés à l'EVA • Immobilisation à visée antalgique • Traitement de la porte d'entrée *Commentaires* : pédiatrie = accord parental	2 4
8 *Grille par question du dossier QRF & QRNF* — Le sous-total de cette question est de ➧	**13**
• Voie hématogène • Emboles septiques au niveau de la vascularisation métaphysaire entrainant des • Thromboses septiques : infarctus et micro-abcès osseux • Diffusion septique sous périostée : décollement périosté *Commentaires* : le mot le plus important ici est hématogène !	10 1 1 1

Total du dossier QRF & QRNF sur 100

Fiche SYNTHESE
Infections ostéoarticulaires et germes

- Nouveau né :
  - Staphylocoque doré ++
  - Entérobactérie (E. Coli)
  - Streptocoque B
- Nourrisson :
  - Staphylocoque doré ++
  - Streptocoque A
  - Pneumocoque
- Enfant > 2 ans :
  - Staphylocoque doré ++
- Drépanocytaire :
  - Salmonella

ITEMS TOMBES

Dossier QRF et QRNF			Intitulé de l'item
Partie	Module	N°	(Programme avant l'ECN 2015)
1	7	92	**Infections ostéo articulaires**
3	-	299	**Boiterie de l'enfant**

Dossier QCM		Intitulé de l'item
UE	N°	(Programme après l'ECN 2016)
6	153	**Infections ostéo articulaires**
2	52	**Boiterie de l'enfant**
6	154	**Septicémie/Bactériémie/Fongémie de l'adulte et de l'enfant**

Je choisis mon type d'évaluation en fonction de la date de mon concours

	ECN avant 2015	ECN après 2016
QRF QRNF	+++	+ /- Pour comprendre ! Pour certains partiels !
QCM	-	+++

Mlle J, 19 ans, est chez elle en train de faire bouillir de l'eau dans une grosse marmite, lorsque malencontreusement, elle renverse la marmite, lui aspergeant les membres inférieurs à partir de la racine des cuisses jusqu'aux mollets d'eau bouillante. Elle est en jupe, sans collant.

Sa mère, paniquée, l'amène immédiatement aux urgences.

Mlle J n'a aucun antécédent particulier et est étudiante en première année de droit.

Mlle J présente une brulure extensive de la face antérieure des cuisses et des jambes ainsi qu'une brulure circulaire au niveau du poignet.

Dossier QCM
(Questions à choix multiples)

QCM 1 — Quelles sont les deux conditions qui doivent être réunies pour examiner votre patiente au SAU?

A - Présence parentale
B - Déshabillage complet
C - Casaque et gant stérile
D - Antibiothérapie probabiliste
E - Asepsie rigoureuse

QCM 2 — Quels sont les éléments qui doivent figurer dans votre examen clinique en dehors de l'évaluation de la gravité de la brulure elle-même?

A - Dextro
B - Température
C - ECG
D - Tension artérielle
E - Palpation des pouls périphériques

QCM 3 — Quels examens complémentaires prescrivez-vous?

A - NFS
B - Créatininémie
C - Ionogramme sanguin
D - Ionogramme urinaire
E - Beta HCG plasmatique

QCM 4 — Comment évaluez-vous la gravité de la blessure?

A - Profondeur
B - Score de Silverman
C - Localisation
D - Classification de Cauchoix
E - Surface

Dossier QRF & QRNF
(Questions à réponses fermées et non fermées)

Question à réponse fermée (et non) 1 :
Quelles sont les deux conditions qui doivent être réunies pour examiner votre patiente au SAU ?

Question à réponse fermée (et non) 2 :
Quels sont les 5 éléments qui doivent figurer dans votre examen clinique en dehors de l'évaluation de la brulure elle-même ?

Question à réponse fermée (et non) 3 :
Comment évaluez-vous la gravité de la blessure ? (3 items)

Question à réponse fermée (et non) 4 :
Quel pourcentage de surface corporelle est atteint ici ? Détaillez votre calcul

Question à réponse fermée (et non) 5 :
Mlle J est hospitalisée en médecine, son état clinique est stable. Les zones les plus gravement atteintes sont des brulures du 2ème degré intermédiaire léger. Donnez en la définition histologique et clinique.

Question à réponse fermée (et non) 6 :
Donnez les grandes lignes de votre traitement.

Question à réponse fermée (et non) 7 :
Comment évaluez-vous le pronostic de cette brulure ?

Question à réponse fermée (et non) 8 :
Quel est le risque de l'atteinte du poignet ?

QCM 5	Quel pourcentage de surface corporelle est atteint ici?

A - 5-10%
B - 10-15%
C - 15-20%
D - 20-25%
E - 25-30%

QCM 6	Il s'agit d'une brulure du 2ème degré intermédiaire léger, quelle en est la définition?

A - Atteinte superficielle de la couche cornée
B - Désépidermisation
C - Destruction partielle de couche basale de Malpighi
D - Atteinte du derme
E - Désépidermisation respectant la couche basale

QCM 7	Quelle stratégie thérapeutique instituez-vous?

A - Retour à domicile avec soins locaux
B - Hospitalisation, traitement non conservateur
C - Urgence, excision-greffe précoce
D - Urgence, hospitalisation, soins locaux conservateurs
E - Détersion-affaissement des phlyctènes-pansement occlusif stériles gras-surveillance

---

QCM 8	Comment évaluez-vous le pronostic de cette brulure ?

A - UBS
B - Délai de prise en charge
C - Nature de l'agent responsable de la brulure
D - Etat général
E - Profondeur

QCM 9	Quel est le risque urgent de l'atteinte du poignet?

A - Aucun particulier
B - Brulure de l'artère radiale
C - Ischémie aigue du membre
D - Algodystrophie
E - Cicatrice fibreuse des tendons fléchisseurs

QCM 10	Quelles sont les complications de ce type de blessure ?

A - Dénutrition
B - Déshydratation
C - Sepsis sévère
D - Tétanos
E - Syndrome dépressif sévère majeur

☑			QCM	Grille de correction QCM (Questions à choix multiples)
QCM 1	A -	F		• Patiente majeure donc pas de présence parentale obligatoire. • La patiente doit être entièrement déshabillée afin de réaliser un bilan complet. • Un schéma daté et signé doit être réalisé. • Il faut une asepsie rigoureuse mais pas un lieu stérile.
	B -	V		
	C -	F		
	D -	F		
	E -	V		
QCM 2	A -	F		• La palpation des pouls périphériques est indispensable mais attention à l'intitulé de la question : on vous demande les éléments n'ayant pas de rapport avec la gravité de la brulure. • Femme jeune sans antécédent, pas d'indication formelle à réaliser un ECG
	B -	V		
	C -	F		
	D -	V		
	E -	F		
QCM 3	A -	V		• Pas d'intérêt du ionogramme urinaire en 1ère intention. • Toujours penser à rechercher une grossesse chez une femme en âge de procréer.
	B -	V		
	C -	V		
	D -	F		
	E -	V		
QCM 4	A -	C		• Score de Cauchoix utilisé pour les fractures ouvertes. • Le score de Silverman est utilisé en pédiatrie pour juger de l'état respiratoire d'un nourrisson, donc rien à voir …
	B -	F		
	C -	V		
	D -	F		
	E -	V		
QCM 5	A -	F		• Règle des 9 de Wallas à bien connaître
	B -	F		
	C -	V		
	D -	F		
	E -	F		
QCM 6	A -	F		• La classification anatomo-pathologique des brulures est à connaître par cœur le jour J. • Les traitements ne sont pas les mêmes selon le degré d'atteinte. • La traduction clinique est différente selon les stades.
	B -	V		
	C -	V		
	D -	F		
	E -	F		
QCM 7	A -	F		• Toujours préciser si le traitement est conservateur ou non. • Pour ce type de brulure, le traitement est conservateur, il n'y a pas de place pour la greffe cutanée. • La brulure est étendue, il faut hospitaliser la patiente afin de mettre en place un traitement antalgique efficace et de procéder à une équilibration hydro-électrolytique.
	B -	F		
	C -	F		
	D -	V		
	E -	V		
QCM 8	A -	V		• Toujours penser à l'état général de votre patient. • Ici il s'agit d'une femme jeune, mais la prise en charge serait différente si c'était un homme de 80 ans.
	B -	V		
	C -	V		
	D -	V		
	E -	V		
QCM 9	A -	F		• Les brûlures annulaires des membres sont à risque ++ de causer une ischémie aiguë de membre.
	B -	F		
	C -	V		
	D -	F		
	E -	F		
QCM 10	A -	V		• Le syndrome dépressif fait suite aux conséquences de l'alitement prolongé, de la douleur et des séquelles esthétiques. • Pas de risque de tétanos avec une brulure à l'eau bouillante.
	B -	V		
	C -	V		
	D -	F		
	E -	V		

Chaque réponse est cotée 2 points
Total du dossier QCM sur 100

	QRF QRNF	Grille de correction QRF & QRNF (Questions à réponses fermées et non fermées)	
1	*Grille par question du dossier QRF & QRNF*	Le sous-total de cette question est de ➨	**10**
	• Déshabillage complet • Asepsie rigoureuse *Commentaires* : Brulure = risque infectieux élevé		5 5
2	*Grille par question du dossier QRF & QRNF*	Le sous-total de cette question est de ➨	**10**
	• Pouls • Tension artérielle • Température • Fréquence respiratoire • Etat de conscience (Glasgow) *Commentaires* : Brulure étendue = risque vital = surveillance rapprochée des constants vitales		2 2 2 2 2
3	*Grille par question du dossier QRF & QRNF*	Le sous-total de cette question est de ➨	**15**
	• Surface corporelle atteinte • Profondeur • Localisation *Commentaires* : brulure circulaire = risque d'ischémie des membres		5 5 5
4	*Grille par question du dossier QRF & QRNF*	Le sous-total de cette question est de ➨	**8**
	• Règle des 9 de Wallas • Un membre inférieur = 9 % • Surface lésée = 18-20% *Commentaires* : Règle de Wallas très utile et facile à retenir !		2 2 4
5	*Grille par question du dossier QRF & QRNF*	Le sous-total de cette question est de ➨	**10**
	• Désépidermisation • Avec destruction partielle de la couche basale de Malpighi • Peau pâle • Hypoesthésie *Commentaires* : question de cours importante à connaître car les traitements sont différents selon le stade		4 2 2 2
6	*Grille par question du dossier QRF & QRNF*	Le sous-total de cette question est de ➨	**24**
	• Urgence • Hospitalisation • Refroidir la brulure à l'eau froide • VVP • Rééquilibration hydro-électrolytique • Remplissage vasculaire • Apports nutritionnels hyper caloriques • Antalgique IV • Soins locaux : • Traitement conservateur • nettoyage, • désinfection, • pansement gras stérile • Surveillance clinique et biologique *Commentaires* : brulure = risque de dénutrition, déshydratation, infection		2 1 1 1 2 2 2 2 1 2 2 2 2 2

7	*Grille par question du dossier QRF & QRNF* Le sous-total de cette question est de ➧	**18**
	• Unité de brulure standard UBS : • (% de surface totale brulée) + 3 x (% de surface brulée au 3ème degré) • UBS < 100 • Pas de mise en jeu du pronostic vital • Localisation • Profondeur • Etat général de la patiente *Commentaires* : UBS > 150 = pronostic vital engagé	4 2 2 4 2 2 2
8	*Grille par question du dossier QRF & QRNF* Le sous-total de cette question est de ➧	**5**
	• Ischémie aigue de la main *Commentaires* : brulure annulaire = risque d'ischémie aiguë de membre	5

Total du dossier QRF & QRNF sur 100

Fiche SYNTHESE
Classification des brûlures selon la profondeur

- 1er Degré :
  - Histologie :
    - x Pas de désépidermisation, atteinte superficielle de la couche cornée
  - Clinique :
    - x Simple érythème, douleur
- 2ème degré superficiel :
  - Histologie :
    - x Désépidermisation, respect de la couche basale de Malpighi
  - Clinique :
    - x Phlyctènes séreuses, ulcérations douloureuses
- 2ème degré intermédiaire léger :
  - Histologie :
    - x Désépidermisation, destruction partielle de la couche basale de Malpighi
  - Clinique :
    - x Peau pâle, phlyctènes séreuses, hypoesthésie
- 2ème degré intermédiaire profond :
  - Histologie :
    - x Désépidermisation, destruction totale de la couche basale de Malpighi
  - Clinique :
    - x Peau pâle, phlyctènes séreuses, hypoesthésie
- 3ème degré :
  - Histologie :
    - x Destruction totale de l'épiderme et du derme
  - Clinique :
    - x escarre noire, anesthésie totale

ITEMS TOMBES			
Dossier QRF et QRNF			Intitulé de l'item (Programme avant l'ECN 2015)
Partie	Module	N°	
1	11	201	Evaluation de la gravité et recherche des complications précoces chez un brûlé
Dossier QCM			Intitulé de l'item (Programme après l'ECN 2016)
UE	N°		
11	329		Prise en charge immédiate pré-hospitalière et à l'arrivée à l'hôpital, évaluation des complications chez un brûlé

☑ J'inscris mes notes personnelles pour mieux progresser

N° 10

Après 2016

Avant 2015

MON DOSSIER PASSERELLE

Je choisis mon type d'évaluation en fonction de la date de mon concours

	ECN avant 2015	ECN après 2016
QRF QRNF	+++	+ /- Pour comprendre ! Pour certains partiels !
QCM	-	+++

Mme E, 45 ans, fait une chute du haut de son escabeau, alors qu'elle était en train de cueillir des cerises. Elle tombe sur l'épaule, et se rend vite compte qu'elle ne peut plus du tout bouger son bras tellement la douleur est vive.

Mme E vit à la campagne, et son mari appelle les pompiers. L'examen clinique des pompiers révèle une déformation du membre supérieur droit ainsi qu'une plaie au niveau de l'épaule droite, des constantes normales et l'absence de traumatisme crânien. Ils immobilisent le membre et transfèrent la patiente à l'hôpital le plus proche.

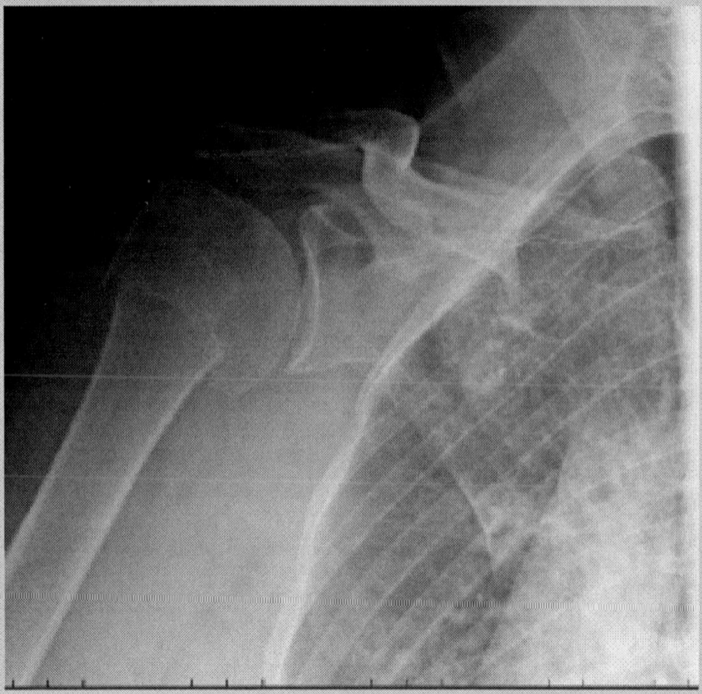

Dossier QCM
(Questions à choix multiples)

QCM 1	Quel est votre diagnostic ?

A - Fracture tubérositaire de l'épaule droite fermée
B - Fracture-luxation gléno humérale droite ouverte
C - Fracture extra-articulaire sous-tubérositaire ouverte de l'extrémité supérieure de l'humérus droit
D - Fracture ouverte du col chirurgical huméral droit Neer 2
E - Fracture fermée du col chirurgical huméral droit Neer 3

QCM 2	Quel est le mécanisme du traumatisme?

A - Direct
B - Indirect
C - Atraumatique
D - Traumatique
E - Pathologique

Dossier QRF & QRNF
(Questions à réponses fermées et non fermées)

Question à réponse fermée (et non) 1 :
Quel est votre diagnostic ?

Question à réponse fermée (et non) 2 :
Quels sont les 4 signes cliniques que vous recherchez en faveur de ce diagnostic à l'inspection ?

Question à réponse fermée (et non) 3 :
Quelles sont les 3 complications immédiates que vous recherchez lors de votre examen clinique ?

Question à réponse fermée (et non) 4 :
Comment recherchez-vous ces complications ?

QCM 3	Quels sont les signes cliniques que vous recherchez en faveur de ce diagnostic à l'inspection ?

A - Coup de hache externe
B - Elargissement antéro-postérieur
C - Allongement du membre fracturé
D - Point douloureux à la palpation
E - Adduction de l'épaule

QCM 4	Quelles sont les complications immédiates que vous recherchez lors de votre examen clinique ?

A - Lésion du plexus brachial
B - Lésion du nerf médian
C - Lésion du nerf circonflexe
D - Lésion du nerf ulnaire
E - Lésion du nerf subclavier

QCM 5	Quelles sont les complications immédiates que vous recherchez lors de votre examen clinique ?

A - Lésions des vaisseaux axillaires
B - Lésion du plexus brachial
C - Rupture de la coiffe des rotateurs
D - Luxation gléno-humérale
E - Fracture costale associée

QCM 6	A propos du nerf circonflexe :

A - Sensibilité de la face interne du moignon de l'épaule
B - Sensibilité de la face externe du moignon de l'épaule
C - Il n'y pas de composante motrice
D - Innervation motrice du deltoïde
E - Il a comme origine C5-C6

QCM 7	Il n'y a pas de complication, en dehors d'une petite plaie de l'épaule causée par une branche. Quelle est votre prise en charge de Mme E au SAU?

A - Appel du réanimateur
B - Antibioprophylaxie PO
C - Antibiothérapie probabiliste IV
D - Bilan préopératoire
E - Scope cardio-tensionnel et saturométrie de pouls

QCM 8	Quel traitement curatif proposez-vous ?

A - Traitement orthopédique
B - Traitement fonctionnel
C - Traitement chirurgical
D - Kinésithérapie
E - Immobilisation plâtrée 6 semaines

<u>Question à réponse fermée (et non) 5 :</u>
Il n'y a pas de complication, en dehors d'une petite plaie de l'épaule causée par une branche. Quelle est votre prise en charge de Mme E au SAU ?

<u>Question à réponse fermée (et non) 6 :</u>
Quel traitement curatif proposez-vous ?

<u>Question à réponse fermée (et non) 7 :</u>
Quelles sont les 5 complications tardives que peut présenter Mme E ?

QCM 9	Si un traitement chirurgical était décidé, lequel choisiriez-vous ?

A - Ostéosynthèse à foyer fermé
B - Ostéosynthèse à foyer ouvert
C - Arthroplastie d'épaule
D - Traitement conservateur
E - Rééducation dès J1 post-op

QCM 10	Quelles sont les complications tardives que peut présenter Mme E ?

A - Epaule raide
B - Omarthrose
C - Ostéonécrose aseptique de la tête fémorale droite
D - Algodystrophie
E - Cals vicieux

Grille de correction QCM
(Questions à choix multiples)

QCM			Commentaires
QCM 1	A -	F	• Classification de Duparc : fracture extra-articulaire/fracture articulaire. • Classification de Neer selon le nombre de fragments. • Toute fracture avec une plaie en regard est une fracture ouverte jusqu'à preuve du contraire.
	B -	F	
	C -	V	
	D -	V	
	E -	F	
QCM 2	A -	V	• Bien connaître ces termes pour l'ECN, ce sont des points facilement gagnés.
	B -	F	
	C -	F	
	D -	V	
	E -	F	
QCM 3	A -	V	• Attention, la question précise la partie "inspection" de l'examen et pas la palpation. • Il y a un raccourcissement du membre et une déformation en abduction.
	B -	V	
	C -	F	
	D -	F	
	E -	F	
QCM 4	A -	V	• Il est important de connaître des notions de base en anatomie.
	B -	F	
	C -	V	
	D -	F	
	E -	F	
QCM 5	A -	V	• Il y a eu une chute d'un lieu élevé avec traumatisme direct sur l'épaule, il faut donc penser aux fractures associées et en particulier les fractures de côtes.
	B -	V	
	C -	V	
	D -	V	
	E -	V	
QCM 6	A -	F	• Encore une question d'anatomie. Connaître les notions de base en anatomie permet de retenir plus facilement les complications et les traitements qui en découlent, quelque soit la spécialité médicale.
	B -	V	
	C -	F	
	D -	V	
	E -	V	
QCM 7	A -	F	• La scope et le réanimateur n'ont aucune utilité ici car la patiente va bien. • Patient à jeun ++ pas de traitement per os ! • Toute fracture ouverte doit bénéficier d'une antibioprophylaxie.
	B -	F	
	C -	V	
	D -	V	
	E -	F	
QCM 8	A -	F	• Fracture du col huméral chez une femme jeune = traitement chirurgical à l'ECN
	B -	F	
	C -	V	
	D -	F	
	E -	F	
QCM 9	A -	V	• Les deux techniques sont possibles, c'est une décision de spécialiste. • Toujours rééducation précoce en orthopédie ! • Aucune place pour la prothèse d'épaule ici.
	B -	V	
	C -	F	
	D -	V	
	E -	V	
QCM 10	A -	V	• Lisez bien les propositions! Pour la question C, on vous parle du col fémoral droit et pas du col huméral droit ....
	B -	V	
	C -	F	
	D -	V	
	E -	V	

Chaque réponse est cotée 2 points
Total du dossier QCM sur 100

Grille de correction QRF & QRNF
(Questions à réponses fermées et non fermées)

QRF QRNF

1	*Grille par question du dossier QRF & QRNF* — Le sous-total de cette question est de ➨	**20**
	• Fracture du col chirurgical huméral	10
	• Droit	5
	• OUVERTE (=PMZ)	
	• Neer 2	5
	<u>*Commentaires*</u> : toute fracture avec une plaie en regard est une fracture ouverte jusqu'à preuve du contraire.	
2	*Grille par question du dossier QRF & QRNF* — Le sous-total de cette question est de ➨	**8**
	• Ecchymose thoraco-brachiale extensive	2
	• Coup de hache externe	2
	• Abduction de l'épaule	2
	• Raccourcissement du bras	2
	<u>*Commentaires*</u> : ne pas négliger l'examen clinique quelque soit la spécialité médicale	
3	*Grille par question du dossier QRF & QRNF* — Le sous-total de cette question est de ➨	**15**
	• Lésions des vaisseaux axillaires	5
	• Lésion du nerf circonflexe	5
	• Luxation gléno-humérale associée	5
	<u>*Commentaires*</u> : les complications en ortho = Peau-Pouls-Nerf-Tendon	
4	*Grille par question du dossier QRF & QRNF* — Le sous-total de cette question est de ➨	**10**
	• Palpation des pouls périphériques	2
	• Etude de la contraction du deltoïde	2
	• Etude de la sensibilité du moignon de l'épaule	2
	• Palpation de la tête humérale	2
	• Analyse de la radiographie	2
		2
5	*Grille par question du dossier QRF & QRNF* — Le sous-total de cette question est de ➨	**20**
	• Urgence	2
	• Appel de l'orthopédiste de garde	2
	• A jeun	4
	• VVP	4
	• ANTIBIOTHERAPIE PROBABILISTE IV (=PMZ)	
	• Antalgique morphinique IV	2
	• Immobilisation antalgique	2
	• Soins locaux de la plaie	4
	• Bilan préopératoire	4
	<u>*Commentaires*</u> : fracture ouverte = antibiothérapie probabiliste	
6	*Grille par question du dossier QRF & QRNF* — Le sous-total de cette question est de ➨	**12**
	• Traitement chirurgical	2
	• Réduction par manœuvre externe sous anesthésie générale au bloc opératoire	2
	• Contention du foyer de fracture :	2
	• Ostéosynthèse	2
	• Immobilisation coude au corps	2
	• Rééducation précoce	2
	<u>*Commentaires*</u> : à l'ECN, ce type de fracture est toujours chirurgical	

7	*Grille par question du dossier QRF & QRNF*	Le sous-total de cette question est de ➧	15
	• OSTEONECROSE ASEPTIQUE DE LA TETE HUMERALE (=PMZ) • Raideur d'épaule • Omarthrose • Cal vicieux • Algodystrophie • Pseudarthrose *Commentaires* : fracture céphalique = ostéonécrose aseptique		 3 3 3 3 3

Total du dossier QRF & QRNF sur 100

Fiche SYNTHESE
Fracture de l'extrémité supérieure de l'humérus

- Classification de NEER :
  - Neer 2 avec 2 fragments
  - Neer 3 avec 3 fragments
  - Neer 4 avec 4 fragments
- Classification de DUPARC :
  - Fractures extra-articulaires :
    - x Fracture sous tubérositaires
    - x Fractures tubérositaires
  - Fractures articulaires :
    - x Fracture du col anatomique (céphalique, par opposition aux fractures du col chirurgical)
    - x Fracture céphalo-tubérositaire (col anatomique + tubérosités)

ITEMS TOMBES

Dossier QRF et QRNF			Intitulé de l'item (Programme avant l'ECN 2015)
Partie	Module	N°	
1	11	201	**Evaluation de la gravité et recherche des complications précoces chez un traumatisé des membres**
3	-	306.	**Douleur des membres et des extrémités.**

Dossier QCM		Intitulé de l'item (Programme après l'ECN 2016)
UE	N°	
11	359	**Fractures fréquentes de l'adulte et du sujet âgé**
11	329	**Prise en charge immédiate pré-hospitalière et à l'arrivée à l'hôpital, évaluation des complications chez un traumatisé des membres**

MON DOSSIER PASSERELLE

Je choisis mon type d'évaluation — en fonction de la date de mon concours

	ECN avant 2015	ECN après 2016
QRF QRNF	+++	+ /- Pour comprendre ! Pour certains partiels !
QCM	-	+++

M. J, 37 ans, est amené aux urgences de votre hôpital par les pompiers. Il s'est fait renverser par une voiture alors qu'il se rendait chez lui en scooter. Il y a eu une collision latérale suite à un refus de priorité.

M. J n'a aucun problème de santé à part une cardiopathie valvulaire pour laquelle il prend du Previscan®. Il n'a pas perdu connaissance et ne présente pas d'autres traumatismes qu'une fracture ouverte de jambe dont voici la radio.

La plaie est sale et vous la classez Cauchoix 2.

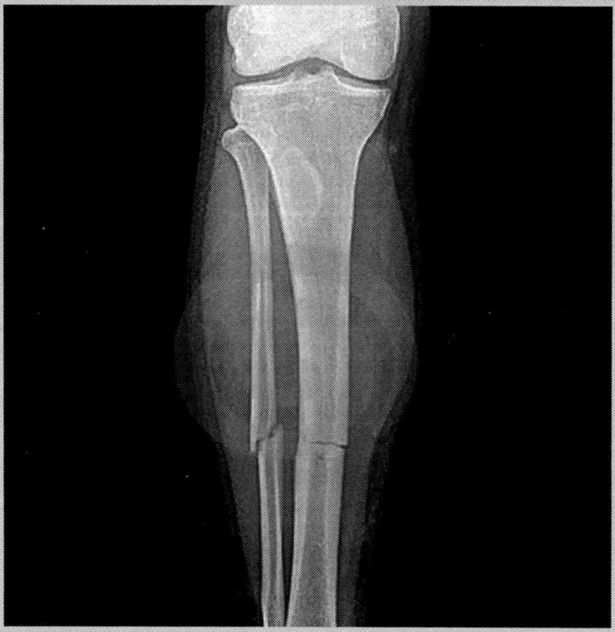

Dossier QCM
(Questions à choix multiples)

QCM 1	A propos du trait de fracture du tibia :

A - Simple
B - Spiroïde
C - Bifocal
D - Non déplacé
E - Transversal

QCM 2	A propos du trait de fracture de la fibula :

A - Oblique court
B - Complexe
C - Diaphysaire
D - Déplacé
E - Comminutif

Dossier QRF & QRNF
(Questions à réponses fermées et non fermées)

Question à réponse fermée (et non) 1 :
Décrivez la radiographie

Question à réponse fermée (et non) 2 :
A ce stade de la prise en charge, quelle est votre prescription médicamenteuse ?

Question à réponse fermée (et non) 3 :
Quelle est votre prise en charge de la fracture en attendant le chirurgien ?

Question à réponse fermée (et non) 4 :
Quel bilan prescrivez-vous à votre infirmière ?

Question à réponse fermée (et non) 5 :
Grace à vos bons soins, M. J va bien et 3 heures plus tard, on l'emmène au bloc opératoire. Quelle thérapeutique chirurgicale proposez-vous ?

QCM 3 — Sachant que votre patient est allergique à la pénicilline, parmi les propositions suivantes sur l'antibiothérapie, lesquelles sont vraies ?

A - Elle n'est pas nécessaire
B - Elle peut être débutée per os
C - Elle est nécessaire car le patient est sous Previscan
D - Elle est nécessaire car il s'agit d'un homme jeune
E - Elle est nécessaire car l'accident a eu lieu il y a plus de 4 heures

QCM 4 — A propos de l'antibiotique utilisé :

A - Amoxicilline + acide clavulanique IV
B - Clindamycine + gentamycine IV
C - Vancomycine PO
D - Céfamandole + vancomycine IV
E - Céfamandole + amoxicilline + acide clavulanique IV

QCM 5 — Dans quel ordre procédez-vous avant l'arrivée du chirurgien?

A - Immobilisation-antalgie-réduction-soin de plaie
B - Antalgie-réduction-immobilisation-soin de plaie
C - Réduction-immobilisation-soin de plaie- antalgie
D - Antalgie-soin de plaie-réduction-immobilisation
E - Soin de plaie-antalgie-immobilisation-réduction

QCM 6 — Si le vaccin antitétanique de M. J date d'il y a 6 ans, que faite-vous ?

A - Rien
B - Immunoglobuline tétanique humaine + vaccin + antibiotique
C - Immunoglobuline tétanique humaine + antibiotique
D - Vaccin antitétanique + antibiotique
E - Vaccin antitétanique + antibiotique

QCM 7 — Si le vaccin antitétanique de M. J date d'il y a 11 ans, que faites-vous ?

A - Rien
B - Immunoglobuline tétanique humaine + vaccin + antibiotique
C - Immunoglobuline tétanique humaine + antibiotique
D - Vaccin antitétanique + antibiotique
E - Vaccin antitétanique + antibiotique

Question à réponse fermée (et non) 6 :

24 heures après l'opération, M. J se plaint de douleurs importantes dans sa jambe. Détaillez votre examen clinique.

Question à réponse fermée (et non) 7 :

L'avant pied est tuméfié, les pouls sont perçus, mais vous avez un doute sur la sensibilité du gros orteil. Que faites-vous ? (un item)

Question à réponse fermée (et non) 8 :

La douleur augmente considérablement et la jambe est entièrement tuméfiée. Quel est votre diagnostic ? Quel est votre attitude thérapeutique ?

QCM 8 — M. J est traité chirurgicalement par une ostéosynthèse à foyer ouvert. Quel(s) en sont (est) le(s) avantage(s) ?

A - Compression du foyer de fracture
B - Dépériostage important
C - Réduction anatomique du foyer de fracture
D - Absence d'ouverture du foyer de fracture
E - Pas de risque septique

QCM 9 — M. J est traité chirurgicalement par une ostéosynthèse à foyer fermé. Quel(s) en sont (est) le(s) avantage(s) ?

A - Compression du foyer de fracture
B - Dépériostage important
C - Réduction anatomique du foyer de fracture
D - Absence d'ouverture du foyer de fracture
E - Pas de risque septique

QCM 10 — Quelles sont les complications précoces de ce type de fracture ?

A - Embolie graisseuse
B - Syndrome des loges
C - Infection
D - Nécrose cutanée
E - Pseudarthrose aseptique

☑		QCM	Grille de correction QCM (Questions à choix multiples)
QCM 1	A -	V	• Il faut bien savoir faire la différence entre trait de fracture simple et complexe.
	B -	F	
	C -	F	
	D -	F	
	E -	V	
QCM 2	A -	V	• Description d'une fracture : trait de fracture – localisation – déplacement – ouvert/fermé.
	B -	F	
	C -	V	
	D -	V	
	E -	F	
QCM 3	A -	F	• Ici aucune proposition n'est vraie ... • L'antibioprophylaxie est indispensable dans les fractures ouvertes, quelque soit la situation!
	B -	F	
	C -	F	
	D -	F	
	E -	F	
QCM 4	A -	F	• Il ne fallait pas manquer le fait que votre patient est allergique la pénicilline. • A écrire en gros, gras, énorme, souligné, en haut de votre copie.
	B -	V	
	C -	F	
	D -	F	
	E -	F	
QCM 5	A -	F	• Question de bon sens! • Pour répondre au mieux à ce genre de question, il faut vous imaginez devant votre patient, dans un box des urgences.
	B -	V	
	C -	F	
	D -	F	
	E -	F	
QCM 6	A -	F	• L'orthopédie peut être une matière très transversale!
	B -	F	
	C -	F	
	D -	V	
	E -	F	
QCM 7	A -	F	• Bien connaître les différentes indications du vaccin antitétanique en fonction du statut vaccinal et du type de plaie.
	B -	V	
	C -	F	
	D -	F	
	E -	F	
QCM 8	A -	F	• Les avantages et les inconvénients sont à bien connaître le jour J.
	B -	F	
	C -	V	
	D -	F	
	E -	F	
QCM 9	A -	V	• On ne vous demandera pas de choisir entre deux techniques mais on peut vous demandez d'argumenter les avantages et les inconvénients de chaque technique.
	B -	F	
	C -	F	
	D -	F	
	E -	F	
QCM 10	A -	V	• Les deux dernières propositions sont des complications secondaires.
	B -	V	
	C -	V	
	D -	F	
	E -	F	

Chaque réponse est cotée 2 points
Total du dossier QCM sur 100

Grille de correction QRF & QRNF
(Questions à réponses fermées et non fermées)

1	*Grille par question du dossier QRF & QRNF* — Le sous-total de cette question est de ➡	20
•	Fracture de jambe droite: tibia et fibula	4
•	Fibula : trait de fracture simple	2
•	Oblique court	2
•	1/3 moyen diaphysaire	2
•	Déplacé	2
•	Tibia : trait de fracture simple	2
•	Transversal	2
•	1/3 moyen diaphysaire	2
•	Déplacé	2
	Commentaires : description méthodique = trait de facture - localisation – déplacement - ouvert/fermé	

2	*Grille par question du dossier QRF & QRNF* — Le sous-total de cette question est de ➡	25
•	ARRET DU PRESICAN® (=PMZ)	
•	VVP	2
•	Sérum NACL 0,9% 500ml/24h	2
•	Paracétamol IVD : 1g	4
•	Titrage morphinique à adapter à l'EVA	4
•	Antibiothérapie probabiliste	5
•	Augmentin ® 2g IVD	3
•	Vaccination antitétanique	5
	Commentaires : fracture ouverte = antibiothérapie	

3	*Grille par question du dossier QRF & QRNF* — Le sous-total de cette question est de ➡	20
•	Réduction par manœuvre externe si la peau est menacée	4
•	Immobilisation temporaire	4
•	Soins de la plaie :	2
•	Ablation des corps étrangers	2
•	Lavage abondant	2
•	Parage et sutures si besoin	2
•	Pansement antiseptique	4

4	*Grille par question du dossier QRF & QRNF* — Le sous-total de cette question est de ➡	11
•	BILAN PRE OPERATOIRE (=PMZ)	
•	Groupe	1
•	Rhésus	1
•	RAI	1
•	NFS	1
•	TP	1
•	TCA	1
•	INR (=PMZ)	
•	Créatininémie	1
•	Ionogramme sanguin	1
•	Bandelette urinaire	1
•	Radiographie de thorax	1
•	Test rapide de dépistage du statut antitétanique	1
	Commentaires : réflexe ECN antivitamine K = INR	

5	*Grille par question du dossier QRF & QRNF* — Le sous-total de cette question est de ➡	**5**
•	Traitement chirurgical	1
•	Réduction par manœuvre externe au bloc opératoire sous anesthésie générale	1
•	Contention du foyer de fracture par ostéosynthèse	1
•	Immobilisation plâtrée	1
•	Rééducation	1
	Commentaires : il n'y a pas besoin de connaître la technique précise, c'est une question de spécialiste.	

6	*Grille par question du dossier QRF & QRNF* — Le sous-total de cette question est de ➡	**3**
•	Inspection des orteils	1
•	Palpation des pouls périphériques	1
•	Examen de la sensibilité des orteils	1
	Commentaires : plâtre cruro pédieux = on laisse dépasser l'avant pied	

7	*Grille par question du dossier QRF & QRNF* — Le sous-total de cette question est de ➡	**4**
•	Fendre le plâtre	4
	Commentaires : anomalie à l'examen d'un malade sous plâtre = fendre le plâtre	

8	*Grille par question du dossier QRF & QRNF* — Le sous-total de cette question est de ➡	**12**
•	Syndrome ischémique des loges de la jambe droite	6
•	URGENCE (=PMZ)	
•	Aponévrotomie de décharge	2
•	Des 3 loges de la jambe sur toute la hauteur	2
•	Patient prévenu des risques de séquelles neurologiques	2
	Commentaires : urgence fonctionnelle immédiate !	

Total du dossier QRF & QRNF sur 100

Fiche SYNTHESE
Syndrome ischémique post-traumatique des loges

- Physiopathologie :
  - Hématome et œdème à l'origine d'une hyperpression dans les loges aponévrotiques de la jambe
  - Ischémie tissulaire
- Clinique :
  - Intervalle libre < 24H
  - Douleur insupportable
  - Jambe gonflée et turgescente
  - Tension douloureuse des masses musculaires à la palpation
  - Déficit sensitive-moteur dans le territoire de la loge atteinte
  - Pouls périphériques présents
- Prise en charge :
  - Urgence thérapeutique immédiate
  - Aucun examen ne doit retarder la prise en charge
  - Aponévrotomie de décharge des 3 loges de la jambe sur toute la hauteur
  - Le patient doit toujours être prévenu des risques de séquelles neurologiques

ITEMS TOMBES

Dossier QRF et QRNF			Intitulé de l'item
Partie	Module	N°	(Programme avant l'ECN 2015)
1	7	101	Pathologie d'inoculation
1	11	173	Prescription et surveillance des antibiotiques
1	11	201	Evaluation de la gravité et recherche des complications précoces chez un traumatisé des membres

Dossier QCM		Intitulé de l'item
UE	N°	(Programme après l'ECN 2016)
6	156	Tétanos
6	173	Prescription et surveillance des anti-infectieux chez l'adulte et l'enfant
11	329	Prise en charge immédiate pré-hospitalière et à l'arrivée à l'hôpital, évaluation des complications chez un traumatisé des membres
11	359	Fractures fréquentes de l'adulte et du sujet âgé

☑ J'inscris mes notes personnelles pour mieux progresser

Je choisis mon type d'évaluation en fonction de la date de mon concours

	ECN avant 2015	ECN après 2016
QRF QRNF	+++	+ /- Pour comprendre ! Pour certains partiels !
QCM	-	+++

M. L est un pompier de 40 ans. Lors de sa patrouille nocturne en plein hiver, il glisse sur une plaque de verre-glas. Ses collègues l'emmènent aux urgences.

M.L dit avoir entendu sa cheville faire « crac » et n'arrive plus du tout à poser le pied par terre depuis. A l'examen, vous observer un élargissement transversal du coup de pied, une déformation en éversion rotation externe. Il n'y a pas de plaie. La douleur de votre patient est trop vive pour que vous puissiez palper sa cheville.

Vous demandez une radio.

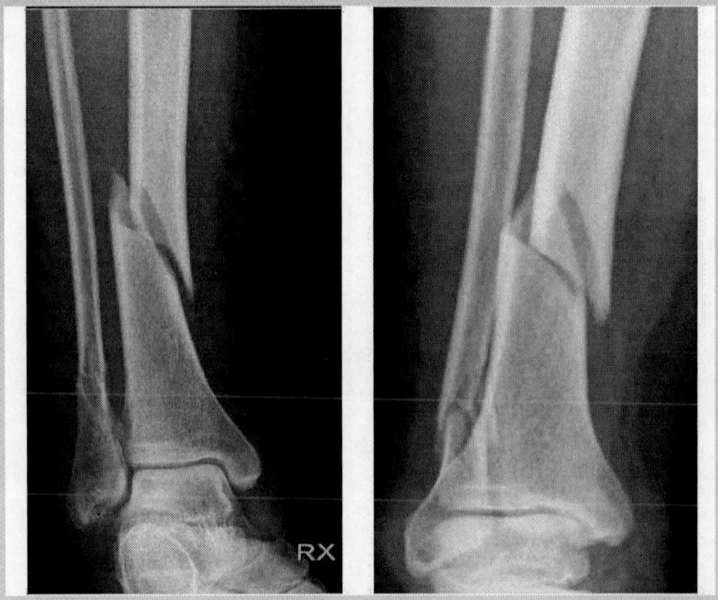

Dossier QCM
(Questions à choix multiples)

QCM 1	A propos de la radiographie, le trait de fracture tibial est :

A - Métaphysaire
B - Spiroïde
C - Transversal
D - Complexe
E - Non déplacé

QCM 2	A propos de la radiographie, le trait de fracture de la fibula est :

A - Spiroïde
B - Comminutif
C - Sus articulaire
D - Complexe
E - Déplacé

Dossier QRF & QRNF
(Questions à réponses fermées et non fermées)

Question à réponse fermée (et non) 1 :
Décrivez la radiographie.

Question à réponse fermée (et non) 2 :
Quel est votre diagnostic complet ?

Question à réponse fermée (et non) 3 :
Complétez votre examen clinique

Question à réponse fermée (et non) 4 :
Vous n'arrivez pas à percevoir le pouls tibial postérieur, que faites-vous en urgence ?

Question à réponse fermée (et non) 5 :
Grâce à votre prise en charge, la situation se stabilise. Votre patient est opéré rapidement. Détaillez ce traitement.

Question à réponse fermée (et non) 6 :
Quelle thérapeutique médicamenteuse est indispensable au décours de la chirurgie ? Détaillez votre prescription.

QCM 3	**A propos de la fracture :**

A - Fracture de Maisonneuve
B - Fracture bi malléolaire intra tuberculaire
C - Fracture bi malléolaire sus tuberculaire
D - Fracture bi malléolaire sous tuberculaire
E - Aucune de ces réponses n'est vraie

QCM 4	**Pourquoi avez-vous demandé une radiographie?**

A - Critères de Genève
B - Critères de Montréal
C - Critères d'Ottawa
D - Critères de Lagrange et Rigault
E - Une de ces réponses est vraie

QCM 5	**Lors de votre examen clinique ciblé, quels pouls palpez-vous?**

A - Poplité
B - Tibial postérieur
C - Pédieux
D - Fémoral
E - Huméral

QCM 6	**Vous n'arrivez pas à percevoir le pouls tibial postérieur, que faites-vous en 1ere intention? (1 réponse)**

A - Appel du réanimateur de garde
B - Demande d'une artériographie en urgence
C - Manœuvre de l'arrache botte en urgence
D - Bloc d'orthopédie en urgence
E - Aponévrotomie de décharge

QCM 7	**Grâce à votre prise en charge, la situation se stabilise, quel traitement proposez-vous pour la fracture?**

A - Traitement fonctionnel
B - Traitement orthopédique
C - Traitement chirurgical
D - Arthroplastie
E - Ostéosynthèse

QCM 8	**Parmi les propositions suivantes, les(a)quelle(s) sont (est) vraie(s) :**

A - Botte plâtrée 4 semaines sans appui puis 2 semaines d'appui partiel après une ostéosynthèse foyer ouvert
B - Pas d'immobilisation plâtrée après une ostéosynthèse
C - Appui précoce post chirurgie
D - Bottes plâtrée 8 semaines sans appui après une ostéosynthèse foyer ouvert
E - Aucune de ces réponses n'est vraie

Question à réponse fermée (et non) 7 :

A Citez deux complications tardives de cette pathologie.

QCM 9	**Parmi les propositions suivantes les(a)quelle(s) sont (est) vraie(s) à propos de l'anticoagulation ?**

A - Dose curative
B - Dose préventive
C - A poursuivre pendant toute la durée de l'immobilisation uniquement
D - A poursuivre jusqu'à 2 semaines après reprise de l'appui
E - Elle n'est pas nécessaire dans ce contexte

QCM 10	**Parmi les propositions suivantes les(a)quelle(s) sont (est) vraie(s) à propose de l'anticoagulation ?**

A - Lovenox® 4000 UI/jour
B - Lovenox® 4000UI/12heures
C - Enoxaparine 0,4ml/24heures
D - Calciparine 5000UI/12heures
E - Calciparine 100UI/Kg/jour

Grille de correction QCM
(Questions à choix multiples)

QCM	☑		Commentaires
QCM 1	A -	F	• Un seul trait de fracture = fracture simple
	B -	V	
	C -	F	
	D -	F	
	E -	F	
QCM 2	A -	F	• Plusieurs traits de fracture = fracture complexe = fracture comminutive
	B -	V	
	C -	V	
	D -	V	
	E -	V	
QCM 3	A -	F	• On définit le type de fracture bi malléolaire, selon la position du trait de fracture de la malléole externe.
	B -	F	
	C -	V	
	D -	F	
	E -	F	
QCM 4	A -	F	• Les critères d'Ottawa s'appliquent à tout traumatisme de cheville.
	B -	F	
	C -	V	
	D -	F	
	E -	V	
QCM 5	A -	F	• Aucun intérêt de palper les pouls qui se trouvent au dessus des vaisseaux lésés.
	B -	V	
	C -	F	
	D -	F	
	E -	F	
QCM 6	A -	F	• L'urgence est de libérer le vaisseau comprimé par la fracture déplacée! En un deuxième temps, on va au bloc opératoire et on peut demander une artériographie.
	B -	F	
	C -	V	
	D -	F	
	E -	F	
QCM 7	A -	F	• Il s'agit toujours d'un traitement chirurgical dans ce type de fracture. • Arthroplastie = prothèse : cette technique n'a pas du tout sa place ici.
	B -	F	
	C -	V	
	D -	F	
	E -	V	
QCM 8	A -	V	• Délai de consolidation du membre inférieur = 6 semaines.
	B -	F	
	C -	F	
	D -	F	
	E -	F	
QCM 9	A -	F	• Traitement préventif indispensable pour toute immobilisation du membre inférieur chez l'adulte.
	B -	V	
	C -	F	
	D -	V	
	E -	F	
QCM 10	A -	V	• Enoxaparine = Lovenox® • 1000 UI = 0,1 ml pour l'enoxaparine
	B -	F	
	C -	V	
	D -	V	
	E -	F	

Chaque réponse est cotée 2 points
Total du dossier QCM sur 100

QRF QRNF	Grille de correction QRF & QRNF (Questions à réponses fermées et non fermées)	
1	*Grille par question du dossier QRF & QRNF* — Le sous-total de cette question est de ➧	**18**
	• Fracture de l'extrémité inférieure de la fibula	2
	• Extra – articulaire	2
	• Trait comminutif	2
	• Déplacé	2
	• Fracture de l'extrémité inférieure du tibia	2
	• Extra – articulaire	2
	• Trait spiroïde	2
	• Déplacé	2
	• Diastasis	2
	<u>Commentaires</u> : diastasis = élargissement de l'espace péronéo-tibial	
2	*Grille par question du dossier QRF & QRNF* — Le sous-total de cette question est de ➧	**15**
	• Fracture bi malléolaire	5
	• Extra-articulaire	3
	• Sus tuberculaire	5
	• Fermée	2
	<u>Commentaires</u> : fracture bi malléolaire = classification de Duparc	
3	*Grille par question du dossier QRF & QRNF* — Le sous-total de cette question est de ➧	**10**
	• Palpations des pouls pédieux et tibial postérieur	4
	• Examen de la sensibilité	2
	• Examen de l'état cutané	2
	• Recherche d'une luxation postérieure associée	2
	<u>Commentaires</u> : comme toujours en orthopédie = peau – pouls – nerf	
4	*Grille par question du dossier QRF & QRNF* — Le sous-total de cette question est de ➧	**15**
	• Réduction par manœuvre externe	5
	• Manœuvre de l'arrache boote	3
	• Immobilisation du foyer de fracture	5
	• Dans une attelle plâtrée	2
	• PALPATION DES POULS APRES REDUCTION (=PMZ)	
	<u>Commentaires</u> : le zéro est sévère mais logique car le but de la réduction est de rétablir la circulation	
5	*Grille par question du dossier QRF & QRNF* — Le sous-total de cette question est de ➧	**20**
	• Réduction du foyer de fracture au bloc opératoire sous anesthésie générale	2
	• Contention du foyer de fracture par ostéosynthèse	3
	• Immobilisation plâtrée :	3
	• Botte plâtrée	2
	• Sans appui	2
	• 4 semaines	2
	• Avec appui partiel 2 semaines	1
	• Rééducation précoce	5
	<u>Commentaires</u> : consolidation pour le membre inférieur = 45 jours	

6	*Grille par question du dossier QRF & QRNF* Le sous-total de cette question est de ➡	**18**
	• Anticoagulation	4
	• A dose préventive	2
	• Pendant toute la durée de l'immobilisation plâtrée	1
	• A poursuivre 15 jours après le début de l'appui	1
	• Lovenox® 4000 UI (= 0,4 ml) par jour	4
	• Voie sous cutané	2
	• En l'absence d'insuffisance rénale	4
	<u>*Commentaires*</u> : les posologies sont à connaître par cœur	
7	*Grille par question du dossier QRF & QRNF* Le sous-total de cette question est de ➡	**4**
	• Cals vicieux	2
	• Arthrose	2
	<u>*Commentaires*</u> : on aurait pu côté aussi l'algodystrophie	

Total du dossier QRF & QRNF sur 100

Fiche SYNTHESE
Fracture bi malléolaire : classification de Duparc

- Fracture sus tuberculaire, par abduction :
  - Trait de la malléole latérale : horizontal et comminutif
  - Trait de la malléole médiale : horizontal
  - Présence d'un diastasis
- Fracture intra tuberculaire, par rotation externe :
  - Trait de la malléole latérale : spiroïde ou oblique
  - Trait de la malléole médiale : horizontal
  - Pas de diastasis
- Fracture sous tuberculaire, par adduction :
  - Trait de la malléole latérale : horizontal
  - Trait de la malléole médiale : oblique
  - Pas de diastasis

ITEMS TOMBES

Dossier QRF et QRNF			Intitulé de l'item (Programme avant l'ECN 2015)
Partie	Module	N°	
1	11	201	**Evaluation de la gravité et recherche des complications précoces chez un traumatisé des membres**
1	4	50	**Complications de l'immobilité et du décubitus. Prévention et prise en charge**

Dossier QCM		Intitulé de l'item (Programme après l'ECN 2016)
UE	N°	
5	116	**Complications de l'immobilité et du décubitus. Prévention et prise en charge**
11	329	**Prise en charge immédiate pré-hospitalière et à l'arrivée à l'hôpital, évaluation des complications chez un traumatisé des membres**
11	359	**Fractures fréquentes de l'adulte et du sujet âgé**

☑ J'inscris mes notes personnelles pour mieux progresser

N° 13 Après 2016 Avant 2015

MON DOSSIER PASSERELLE

Je choisis mon type d'évaluation en fonction de la date de mon concours

	ECN avant 2015	ECN après 2016
QRF QRNF	+++	+ /- Pour comprendre ! Pour certains partiels !
QCM	-	+++

Jo âgé de 12 ans est amené au SAU par ses parents complètement paniqués. Il a la main en sang, enveloppée d'un torchon. Ses parents vous expliquent qu'il jouait avec Pongo leur chien quand ce dernier s'est énervé et l'a mordu à la main droite.

Jo n'a pas de problème de santé particulier et c'est la première fois que Pongo se montre violent. Son dernier rendez-vous vétérinaire était la semaine précédente.

Dossier QCM
(Questions à choix multiples)

QCM 1 – Quelles sont les premières questions de votre interrogatoire que vous posez ?

A - Main dominante
B - Nature de l'objet vulnérant
C - Horaire de l'accident
D - Vaccination antitétanique
E - Heure du dernier repas

QCM 2 – A l'examen la plaie est sale, les bords sont irréguliers et non suturables. La plaie n'arrête pas de saigner et la maman panique. Que faites-vous pour poursuivre plus aisément votre examen au SAU?

A - Exploration au bloc opératoire
B - Pose d'un garrot au SAU
C - Faire sortir les parents de la salle
D - Pansement compressif
E - Coagulation au bistouri électrique

QCM 3 – Vous pensez qu'il y a une lésion des tendons extenseurs, pourquoi ?

A - Plaie de la face palmaire de la main
B - Plaie de la face latérale de la main
C - Plaie de la face dorsale de la main
D - Plaie des doigts
E - Il s'agit d'un enfant de moins de 15 ans

QCM 4 – A l'examen vous notez : une chute du majeur par flexion des MCP et un déficit de l'extension active de la MCP, qu'en concluez-vous ?

A - Lésions des tendons de l'extenseur commun des doigts
B - Lésions de la bandelette médiane du tendon extenseur
C - Lésions du tendon terminal de l'extenseur
D - Lésion du long extenseur du pouce
E - Lésion du long fléchisseur du pouce

Dossier QRF & QRNF
(Questions à réponses fermées et non fermées)

Question à réponse fermée (et non) 1 :
Quelles sont les 4 premières questions que vous posez ?

Question à réponse fermée (et non) 2 :
A l'examen la plaie est sale, les bords sont irréguliers et non suturables. La plaie n'arrête pas de saigner. Que faites-vous pour poursuivre plus aisément votre examen ?

Question à réponse fermée (et non) 3 :
Vous pensez qu'il y a une lésion des tendons extenseurs, pourquoi ?

Question à réponse fermée (et non) 4 :
Après examen plus précis, vous notez une chute du majeur par flexion des MCP et un déficit de l'extension active de la MCP, qu'en concluez vous ? (MCP = métacarpo-phalangienne)

Question à réponse fermée (et non) 5 :
Quelles sont les 2 autres grandes étapes de votre examen ? Détailler

Question à réponse fermée (et non) 6 :
Quel examen complémentaire devez-vous réaliser au SAU ?

Question à réponse fermée (et non) 7 :
Il est décidé d'opérer le petit Jo, détaillez le traitement chirurgical.

Question à réponse fermée (et non) 8 :
A Quels traitements complémentaires prescrivez-vous ?

QCM 5	**A l'examen vous notez : un déficit de la rétropulsion active et de l'hyper-extension de l'inter phalangienne du pouce, qu'en concluez-vous?**

A - Lésions des tendons de l'extenseur commun des doigts
B - Lésions de la bandelette médiane du tendon extenseur
C - Lésions du tendon terminal de l'extenseur des doigts
D - Lésion du long extenseur du pouce
E - Lésion du long fléchisseur du pouce

QCM 6	**A l'examen vous notez : aspect en mallet finger du majeur, qu'en concluez-vous ?**

A - Lésions des tendons de l'extenseur commun des doigts
B - Lésions de la bandelette médiane du tendon extenseur
C - Lésions du tendon terminal de l'extenseur des doigts
D - Lésion du long extenseur du pouce
E - Lésion du long fléchisseur du pouce

QCM 7	**A l'examen vous ne notez rien de particulier mais quelques semaines après apparait un aspect en boutonnière du majeur, qu'en concluez-vous ?**

A - Lésions des tendons de l'extenseur commun des doigts
B - Lésions de la bandelette médiane du tendon extenseur
C - Lésions du tendon terminal de l'extenseur des doigts
D - Lésion du long extenseur du pouce
E - Lésion du long fléchisseur du pouce

QCM 8	**Quel examen complémentaire devez-vous réaliser au SAU ?**

A - Radiographie de la main face + profil
B - Scanner de la main
C - IRM de la main pour explorer les tendons
D - Echographie des zones ganglionnaires de drainage
E - Aucun examen complémentaire n'est nécessaire

QCM 9	**Le petit Jo est traité chirurgicalement, dans quel ordre procédez-vous?**

A - Exploration-lavage-parage-débridement-réparation
B - Parage-réparation-débridement-exploration-lavage
C - Lavage-débridement-réparation-exploration-parage
D - Débridement-lavage-parage-exploration-réparation
E - Lavage-débridement-exploration-réparation-parage

QCM 10	**Quels traitements complémentaires prescrivez-vous ?**

A - Amoxicilline + acide clavulanique
B - Paracétamol
C - Vaccination antirabique
D - Lovenox® pendant l'alitement
E - Il y a plus d'une seule bonne réponse

☑		QCM	Grille de correction QCM (Questions à choix multiples)
QCM 1	A -	V	• Attention à ne pas redemander des informations que vous avez déjà dans l'énoncé.
	B -	F	
	C -	V	
	D -	F	
	E -	V	
QCM 2	A -	F	• On ne peut pas faire sortir un parent d'un box sauf exception. • Attention : toujours noter l'heure de la pose d'un garrot !
	B -	V	
	C -	F	
	D -	F	
	E -	F	
QCM 3	A -	F	• Face dorsale : absence de panicule adipeux protecteur de l'appareil extenseur et des os !
	B -	F	
	C -	V	
	D -	F	
	E -	F	
QCM 4	A -	V	• Les 4 tendons de l'extenseur commun des doigts se terminent à la base de la première phalange et à la base de la deuxième phalange par une languette moyenne et à la base de la troisième phalange par deux languettes latérales qui s'unissent pour former le tendon terminal.
	B -	F	
	C -	F	
	D -	F	
	E -	F	
QCM 5	A -	F	• Il existe des tendons propres à l'extenseur du pouce.
	B -	F	
	C -	F	
	D -	V	
	E -	F	
QCM 6	A -	F	• Mallet finger = déficit de l'extension active avec flexion de l'inter phalangienne proximale • L'évolution peut donner un aspect en col de cygne = flexion de l'inter phalangienne distale et hyper-extension de l'inter phalangienne proximale.
	B -	F	
	C -	V	
	D -	F	
	E -	F	
QCM 7	A -	F	• Boutonnière = flexion de l'inter phalangienne proximale et extension active de l'inter phalangienne distale.
	B -	V	
	C -	F	
	D -	F	
	E -	F	
QCM 8	A -	A	• Risque de lésions ostéoarticulaires : absence de panicule adipeux protecteur sur la face dorsale de la main !
	B -	F	
	C -	F	
	D -	F	
	E -	F	
QCM 9	A -	F	• Le but est de bien nettoyer la plaie, d'enlever tous les corps étrangers, d'exciser les tissus qui vont se nécroser afin de bien exposer la plaie. • Une fois la plaie bien exposée, on explore puis on répare.
	B -	F	
	C -	F	
	D -	V	
	E -	F	
QCM 10	A -	V	• L'antibiothérapie à large spectre est indispensable dans les morsures. • Pas de nécessité de vaccination antirabique car le chien est connu et a un suivi vétérinaire. • Par contre, il faut se mettre en contact avec le vétérinaire! • Plaie = douleur = antalgiques
	B -	V	
	C -	F	
	D -	F	
	E -	V	

Chaque réponse est cotée 2 points
Total du dossier QCM sur 100

	QRF QRNF	Grille de correction QRF & QRNF (Questions à réponses fermées et non fermées)	
1		*Grille par question du dossier QRF & QRNF* Le sous-total de cette question est de ➡	**18**
		• Heure de l'accident	5
		• Main dominante	5
		• Heure du dernier repas	5
		• Position des doigts et de la main lors du traumatisme	3
		<u>Commentaires</u> : position des doigts = important pour préciser le siège des lésions tendineuses	
2		*Grille par question du dossier QRF & QRNF* Le sous-total de cette question est de ➡	**2**
		• Pose d'un garrot	2
		<u>Commentaires</u> : le saignement empêche le bon examen de la plaie	
3		*Grille par question du dossier QRF & QRNF* Le sous-total de cette question est de ➡	**8**
		• Plaie de la face dorsale de la main	5
		• Perte de l'effet ténodèse du poignet	3
		<u>Commentaires</u> : tendon extenseur = face dorsale	
4		*Grille par question du dossier QRF & QRNF* Le sous-total de cette question est de ➡	**5**
		• Lésion des tendons de l'extenseur commun des doigts	5
		<u>Commentaires</u> : question d'anatomie	
5		*Grille par question du dossier QRF & QRNF* Le sous-total de cette question est de ➡	**20**
		• Examen neurologique :	5
		• Sensibilité	4
		• Motricité	4
		• Examen ostéoarticulaire :	5
		• Toute plaie dorsale en regard d'une articulation est une plaie articulaire jusqu'à preuve du contraire	2
		•	
		<u>Commentaires</u> : complications par organes = peau – pouls – nerfs – tendon – os	
6		*Grille par question du dossier QRF & QRNF* Le sous-total de cette question est de ➡	**14**
		• Radiographie de la main droite	10
		• Face	2
		• Profil	2
7		*Grille par question du dossier QRF & QRNF* Le sous-total de cette question est de ➡	**22**
		• ACCORD PARENTAL (=PMZ)	
		• Exploration chirurgicale au bloc opératoire	2
		• Anesthésie générale	2
		• Brossage	2
		• Lavage	2
		• Exploration	2
		• Débridement	2
		• Parage	2
		• Réparation des plaies vasculaires	2
		• Réparation des lésions tendineuses	2
		• Réparation de la peau	2
		<u>Commentaires</u> : patient mineur = accord parental	

8	*Grille par question du dossier QRF & QRNF* Le sous-total de cette question est de ➡	11
	• SAT-VAT	1
	• Antibioprophylaxie large spectre	4
	• Amoxicilline + acide clavulanique	1
	• Per os	1
	• En l'absence d'allergie à la pénicilline	1
	• Antalgique adapté à l'EVA	1
	• Immobilisation de la main	1
	• Eviction scolaire	1
	• Rééducation	
	Commentaires : plaie par morsure = antibiothérapie large spectre	

Total du dossier QRF & QRNF sur 100

Fiche SYNTHESE
Traitement chirurgical des plaies

- 1er temps chirurgical = débridement de la plaie :
  - Lavage
  - Ablation des corps étrangers
  - Brossage de la plaie
  - Parage de la plaie
- 2ème temps chirurgical = exploration de la plaie :
  - Rechercher une plaie articulaire associée
  - Rechercher les lésions musculaires
  - Rechercher les lésions tendineuses
  - Rechercher les lésions osseuses
- 3ème temps chirurgical = réparation :
  - Réparation tendineuse et osseuse (ostéosynthèse si besoin)
  - Suture de la peau
  - Immobilisation

ITEMS TOMBES

Dossier QRF et QRNF			Intitulé de l'item (Programme avant l'ECN 2015)
Partie	Module	N°	
1	11	201	Evaluation de la gravité et recherche des complications précoces chez patient ayant une plaie des parties molles
1	11	213	Piqûres et morsures. Prévention de la rage.

Dossier QCM		Intitulé de l'item (Programme après l'ECN 2016)
UE	N°	
6	169	Zoonoses
11	329	Prise en charge immédiate pré-hospitalière et à l'arrivée à l'hôpital, évaluation des complications chez : un patient ayant une plaie des parties molles.

MON DOSSIER PASSERELLE

Je choisis mon type d'évaluation en fonction de la date de mon concours

	ECN avant 2015	ECN après 2016
QRF QRNF	+++	+ /- Pour comprendre ! Pour certains partiels !
QCM	-	+++

M. X est âgé de 57 ans. Il est suivi pour un cancer de la prostate depuis 5 ans. Il n'a pas subit de prostatectomie mais est sous hormonothérapie.

Depuis un an, M. X a décidé de partir découvrir le monde et son suivi médical est moins régulier qu'avant. Il continue de prendre correctement son traitement hormonal.

Les pompiers l'amènent au SAU car M. X a été frappé dans le dos par une balle tennis avec laquelle jouait des enfants. Il est très algique, n'arrive plus du tout à bouger ni à se lever. Dans la feuille de lésion des pompiers, il est dit que la balle a frappé le bas du dos.

Dossier QCM
(Questions à choix multiples)

QCM 1 — A propos de l'examen clinique :

A - Le reflexe achilléen teste la racine L5
B - Le réflexe rotulien teste la racine S2
C - Le toucher rectal est indispensable
D - Il est contre-indiqué de palper les vertèbres car risque de paralysie
E - Au moins une réponse est vraie

QCM 2 — Quel est le diagnostic que vous redoutez ?

A - Fracture vertébrale pathologique
B - Fracture-tassement ostéoporotique
C - Hernie discale lombaire
D - Métastase vertébrale d'un cancer de prostate
E - Aucune de ces propositions n'est vraie

QCM 3 — Quel(s) examen(s) complémentaire(s) demandez-vous pour confirmer votre diagnostic et étayer la cause ?

A - Radiographie standard du rachis
B - Scintigraphie osseuse
C - IRM médullaire
D - TDM rachis dorsolombaire
E - TEP- TDM

QCM 4 — Quels éléments en faveur d'une cause maligne recherchez-vous sur une radiographie standard ?

A - Recul du mur postérieur
B - Ostéocondensation
C - Ostéolyse
D - Vertèbre borgne
E - Lyse d'un pédicule

Dossier QRF & QRNF
(Questions à réponses fermées et non fermées)

Question à réponse fermée (et non) 1 :
Complétez votre examen physique.

Question à réponse fermée (et non) 2 :
Quel est le diagnostic que vous redoutez ? Quelles en sont les deux causes possibles dans ce contexte ?

Question à réponse fermée (et non) 3 :
Quel(s) examen(s) complémentaire(s) demandez-vous pour confirmer votre diagnostic et étayer la cause ?

Question à réponse fermée (et non) 4 :
Quels éléments en faveur d'une cause maligne recherchez-vous sur une radiographie standard ?

Question à réponse fermée (et non) 5 :
Votre examen confirme qu'il s'agit d'un processus malin, complétez votre bilan d'imagerie. Expliquer

Question à réponse fermée (et non) 6 :
Par chance, il n'y a pas d'autre lésion que celle-ci. Elle est située en L3. Quelle étape est indispensable dans la prise en charge de ce patient ?

Question à réponse fermée (et non) 7 :
Un traitement chirurgical est décidé de façon collégiale. Quelles informations doivent être données lors de l'annonce au patient ?

Question à réponse fermée (et non) 8 :
Si le patient n'était pas éligible pour la chirurgie, quelle autre thérapeutique auriez-vous pu proposer ?

QCM 5	**Votre examen confirme qu'il s'agit d'un processus malin, complétez votre bilan d'imagerie.**

A - TEP TDM
B - TDM corps entier
C - Scintigraphie osseuse
D - TDM abdomino-pelvienne
E - Aucun examen nécessaire

QCM 6	**Par chance, il n'y a pas d'autre lésion que celle-ci. Elle est située en L3. Quelle(s) étape(s) sont (est) indispensable(s) dans la prise en charge de ce patient ?**

A - Projet personnalisé de soins
B - Appel au médecin traitant
C - Réunion de concertation pluridisciplinaire
D - Appel à la femme de M. X
E - Appel de l'employeur de M. X

QCM 7	**Un traitement chirurgical est décidé de façon collégiale. De quel type de traitement s'agit-il ?**

A - Placebo
B - Curatif
C - Palliatif
D - Orthopédique
E - Fonctionnel

QCM 8	**Un traitement chirurgical est décidé. Quelles informations doivent être données lors de l'annonce au patient ?**

A - Risques encourus
B - Avantages attendus
C - Type de geste chirurgical
D - Le but du traitement
E - Le nom du diagnostic

QCM 9	**Si le patient n'était pas éligible pour la chirurgie, quelle autre thérapeutique auriez-vous pu proposer ?**

A - Chimiothérapie
B - Radiothérapie externe
C - Cimentoplastie
D - Cure thermale
E - Prostatectomie

QCM 10	**Quelques jours après l'intervention M. X fait un malaise. Ses constantes sont : 38,5°C, 110 BPM, 91/69 mmHg. Quel(s) diagnostic(s) évoquez-vous ?**

A - Choc septique
B - Embolie pulmonaire
C - Sepsis sévère
D - Pneumopathie d'inhalation
E - Evolution du cancer

☑			Grille de correction QCM (Questions à choix multiples)
QCM 1	A -	V	• Tout examen neurologique dans le cadre d'une lésion vertébrale doit comprendre des touchers pelviens : examen du tonus sphinctérien.
	B -	F	
	C -	F	
	D -	F	
	E -	V	
QCM 2	A -	V	• Cancer de prostate traité par hormonothérapie = cancer localement avancé = risque de métastases. • Ici, le traumatisme est mineur par rapport à la symptomatologie : on craint donc une fracture pathologique sur métastases ostéocondensantes du cancer de la prostate.
	B -	F	
	C -	F	
	D -	V	
	E -	F	
QCM 3	A -	V	• En orthopédie, le premier examen a toujours réaliser est la radiographie standard. • Pour explorer l'os de façon plus précise, il faut prescrire un scanner. • Attention au terme d'IRM médullaire : la moelle s'arrête en L2. Il faut prescrire une IRM du rachis dorsolombaire.
	B -	F	
	C -	F	
	D -	V	
	E -	F	
QCM 4	A -	V	• Question de cours à connaître par cœur. C'est une question qui revient très régulièrement.
	B -	V	
	C -	V	
	D -	V	
	E -	V	
QCM 5	A -	F	• Il s'agit du bilan d'extension locorégional et à distance du cancer de la prostate.
	B -	F	
	C -	V	
	D -	V	
	E -	F	
QCM 6	A -	V	• Cancérologie : consultation d'annonce + RCP + PPS + soins de support
	B -	F	
	C -	V	
	D -	F	
	E -	F	
QCM 7	A -	F	• Il s'agit d'un traitement palliatif = soins de confort. • Le but n'est pas la guérison du cancer !
	B -	F	
	C -	V	
	D -	F	
	E -	F	
QCM 8	A -	V	• L'information sur une intervention communiquée au patient doit toujours contenir : le but, la technique, les avantages, les inconvénients, les objectifs, les possibilités alternatives.
	B -	V	
	C -	V	
	D -	V	
	E -	V	
QCM 9	A -	F	• Il s'agit d'une radiothérapie à but antalgique. • La cimentoplastie est un geste chirurgical.
	B -	V	
	C -	F	
	D -	F	
	E -	F	
QCM 10	A -	F	• On ne parle de choc septique que quand il y a échec du remplissage. • Cancer + fièvre + tachycardie = embolie pulmonaire jusqu'à preuve du contraire. • Fièvre en post opératoire = infection du site opératoire jusqu'à preuve du contraire.
	B -	V	
	C -	V	
	D -	F	
	E -	F	

Chaque réponse est cotée 2 points
Total du dossier QCM sur 100

QRF QRNF	Grille de correction QRF & QRNF (Questions à réponses fermées et non fermées)	
1	*Grille par question du dossier QRF & QRNF* — Le sous-total de cette question est de ➡	**16**
	• Palpation des vertèbres	2
	• Examen neurologique complet des membres inférieurs :	2
	• Force motrice	2
	• Sensibilité superficielle	2
	• Sensibilité profonde	2
	• Signe de Babinski	2
	• Réflexe ostéo- tendineux	2
	• Toucher rectal	2
	Commentaires : lésion de la colonne vertébrale = toucher rectal et toucher vaginal (pour la femme …)	
2	*Grille par question du dossier QRF & QRNF* — Le sous-total de cette question est de ➡	**10**
	• Fracture vertébrale	5
	• Pathologique	2
	• Métastase vertébrale d'un cancer de la prostate	2
	• Spondylodiscite	1
	Commentaires : voyage récent à l'étranger = penser aux infections comme la tuberculose !	
3	*Grille par question du dossier QRF & QRNF* — Le sous-total de cette question est de ➡	**14**
	• Radiographie du rachis dorsolombaire	4
	• Face	2
	• Profil	2
	• IRM du rachis dorso – lombaire	4
	• IRM MEDULLAIRE (= MIS ZERO)	
	• TDM dorsolombaire	2
	Commentaires : il n'y a pas de moelle épinière en dessous de L2 !	
4	*Grille par question du dossier QRF & QRNF* — Le sous-total de cette question est de ➡	**10**
	• Lésion ostéocondensante	2
	• Fracture-tassement asymétrique de la vertèbre de face	2
	• Convexité du mur postérieur	2
	• Hétérogénéité de la trame osseuse	2
	• Fracture-tassement d'une vertèbre au-dessus de T5	2
	Commentaires : à connaître par cœur le jour de l'ECN	
5	*Grille par question du dossier QRF & QRNF* — Le sous-total de cette question est de ➡	**18**
	• Bilan d'extension à distance d'un cancer de la prostate :	1
	• Recherche d'autres localisations secondaires osseuses	2
	• Scintigraphie osseuse	4
	• Bilan d'extension locorégionale d'un cancer de la prostate :	1
	• Recherche de localisations secondaires viscérales	2
	• IRM prostatique	4
	• TDM abdomino-pelvien	4
	Commentaires : bilan d'extension = locorégional et à distance/Clinique et radiologique	
6	*Grille par question du dossier QRF & QRNF* — Le sous-total de cette question est de ➡	**5**
	• Réunion de concertation pluridisciplinaire (RCP)	
	Commentaires : cancérologie = RCP = à écrire en gros rouge fluoré, souligné, en haut de votre brouillon	

7	*Grille par question du dossier QRF & QRNF* Le sous-total de cette question est de ➨	**20**
•	Information claire, loyale et adaptée	2
•	Traitement chirurgical	2
•	But palliatif	6
•	Ostéosynthèse	2
•	Métastase vertébrale unique	1
•	Inconvénients :	1
•	Douleur	1
•	Infection	1
•	hospitalisation	1
•	Rééducation longue	1
•	Avantage :	1
•	Consolidation de la fracture	1
	<u>Commentaires</u> : en cancérologie il faut toujours préciser si le traitement est à but curatif ou palliatif	

8	*Grille par question du dossier QRF & QRNF* Le sous-total de cette question est de ➨	**7**
•	Radiothérapie	4
•	Externe	3
	<u>Commentaires</u> : toujours préciser externe / interne pour la radiothérapie	

Total du dossier QRF & QRNF sur 100

Fiche CONSENSUS
ALD 30 : cancer de la prostate (janvier 2012)

- Le bilan d'extension permet d'apprécier :
  - L'envahissement local
  - Ganglionnaire
  - A distance.
- Il ne doit pas être réalisé à titre systématique :
  - Il est réservé aux patients considérés les plus à risque d'extension
- Peuvent alors être discutées :
  - Une IRM pelvi-prostatique et/ou
  - Une TDM abdomino-pelvienne pour les tumeurs localement évoluées et/ou
  - Une scintigraphie osseuse et/ou
  - Une IRM du corps entier pour les explorations osseuses (plus rarement)
- L'échographie endorectale n'a pas d'indication dans le bilan d'extension.
- Le rôle de la TEP-TDM à la choline est en cours d'évaluation.

	ITEMS TOMBES		
Dossier QRF et QRNF			Intitulé de l'item (Programme avant l'ECN 2015)
Partie	Module	N°	
1	10	154	Tumeurs des os primitives et secondaires
1	10	141	Traitement des cancers : chirurgie, radiothérapie, chimiothérapie, hormonothérapie. La décision thérapeutique multidisciplinaire et l'information du malade

Dossier QCM		Intitulé de l'item (Programme après l'ECN 2016)
UE	N°	
9	304	Tumeurs des os primitives et secondaires
9	289	Diagnostic des cancers : signes d'appel et investigations paracliniques ; caractérisation du stade ; pronostic
9	291	Traitement des cancers : chirurgie, radiothérapie, traitements médicaux des cancers (chimiothérapie, thérapies ciblées, immunothérapie). La décision thérapeutique pluridisciplinaire et l'information du malade

☑ J'inscris mes notes personnelles pour mieux progresser

M. E âgé de 75 ans se présente à votre consultation pour douleur inguinale gauche. Il n'y a pas eu de traumatisme. Ces douleurs sont apparues il y a quelques mois, et sont en évolution constante. Le médecin traitant a prescrit la radiographie suivante :

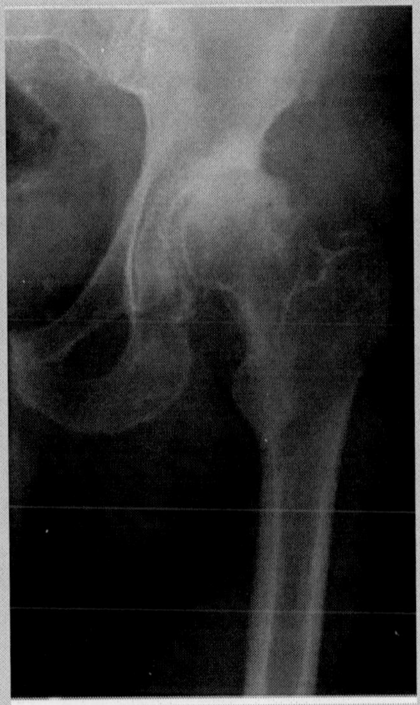

Dossier QCM
(Questions à choix multiples)

QCM 1	Que recherchez – vous lors de votre examen clinique ?

A - Signe de Lasègue
B - Signe de Babinski
C - Indice de Masse Corporelle
D - Amplitude articulaire
E - Amyotrophie du triceps sural

QCM 2	A propos de la radiographie :

A - Hanche droite de profil de Lequesne
B - Hanche gauche de face
C - Bassin de face
D - Hanche gauche profil d'Arcelin
E - Hanche gauche de profil de Lequesne

Dossier QRF & QRNF
(Questions à réponses fermées et non fermées)

<u>Question à réponse fermée (et non) 1 :</u>
Complétez votre examen clinique.

Question à réponse fermée (et non) 2 :
Interpréter la radiographie.

Question à réponse fermée (et non) 3 :
Que pensez-vous de la prescription du médecin traitant ?

Question à réponse fermée (et non) 4 :
L'IMC de M. E est 38. Quelle en est la signification ?

Question à réponse fermée (et non) 5 :
Quels traitements de première intention proposez-vous à votre patient ?

QCM 3	A propos de la radiographie :
	A - Pincement global de l'interligne articulaire
	B - Ostéophytose
	C - Fracture per-trochantérienne
	D - Ostéocondensation sous chondrale
	E - Gonarthrose gauche supéro – externe

QCM 4	Que pensez-vous de la prescription du médecin traitant ?
	A - Elle est justifiée
	B - Elle n'est pas justifiée
	C - Elle est inadaptée
	D - Elle est insuffisante
	E - Il fallait prescrire une IRM associée à la radiographie

QCM 5	L'IMC de M. E est 38. Quel en est la signification ?
	A - IMC normal
	B - Surpoids
	C - Obésité moyenne
	D - Obésité morbide
	E - Obésité sévère

QCM 6	Quels traitements de première intention proposez-vous à votre patient ?
	A - Traitement chirurgical
	B - Arthroplastie de hanche gauche
	C - Rééducation
	D - Infiltration intra articulaire de cortisol
	E - Perte de poids

QCM 7	Malgré votre traitant, que votre patient a parfaitement suivi, la symptomatologie demeure. Que faites- vous ?
	A - Traitement chirurgical
	B - Arthroplastie de hanche gauche
	C - Rééducation
	D - Infiltration intra articulaire de cortisol
	E - Perte de poids

QCM 8	Quels sont les facteurs de risque de la pathologie que présente le patient ?
	A - Diabète
	B - Obésité
	C - Apport en calcium insuffisant
	D - Vieillissement
	E - Apport en vitamine D insuffisant

<u>Question à réponse fermée (et non) 6 :</u>

M. E revient vous voir 9 mois plus tard. Il a parfaitement suivi votre traitement. La symptomatologie s'est stabilisée, mais la douleur demeure. Quelle prise en charge doit être envisagée ?

<u>Question à réponse fermée (et non) 7 :</u>

A M. E souhaite avoir plus d'informations sur les conséquences de se traitant dans sa vie quotidienne. Que lui dites-vous ?

<u>Question à réponse fermée (et non) 8 :</u>

A M. E est ravi des résultats du traitement. Il vous demande si vous pouvez vous occuper de sa hanche droite de la même manière que la gauche, avant que celle-ci ne devienne aussi douloureuse que la gauche. Que répondez-vous ?

QCM 9	Quelle peut être l'évolution de cette pathologie non traitée ?
	A - Déformation de la tête fémorale
	B - Rupture méniscale du genou homolatéral
	C - Douleur du genou homolatéral
	D - Bilatéralisation
	E - Ostéonécrose septique de la tête fémorale

QCM 10	A propos du traitement chirurgical de la coxarthrose gauche :
	A - Prothèse intermédiaire de hanche
	B - Prothèse céphalique
	C - Prothèse totale de hanche bilatérale
	D - Prothèse de hanche totale gauche
	E - Ostéosynthèse à foyer fermé

☑			QCM — Grille de correction QCM (Questions à choix multiples)
QCM 1	A -	F	• Le signe de Babinski et le signe de Lasègue n'ont rien à voir avec la question. • Il faut toujours connaître le poids et la taille de vos patients dans ce genre de pathologie. • L'obésité est la première cause de douleur articulaire.
	B -	F	
	C -	V	
	D -	V	
	E -	F	
QCM 2	A -	F	• Il faut repérer qu'il s'agit de la jambe gauche; au pire, l'énoncé vous guide • C'est une hanche de face. • Je vous conseil de bien faire la différence entre les différentes incidences pour ne pas perdre des points bêtement à l'ECN.
	B -	V	
	C -	F	
	D -	F	
	E -	F	
QCM 3	A -	F	• Moyen mnémotechnique pour l'arthrose : • POGO = pincement localisé de l'interligne articulaire-ostéocondensation sous chondrale-géode sous chondrale-ostéophyte.
	B -	V	
	C -	F	
	D -	V	
	E -	F	
QCM 4	A -	V	• Il manque la hanche controlatérale. • Il manque le bassin de face. • Il manque les hanches de profil (de Lequesne).
	B -	F	
	C -	F	
	D -	V	
	E -	F	
QCM 5	A -	F	• 18 – 25 = IMC normal • 25-30 = Surpoids • 30-35 = obésité moyenne • 35-40 = obésité sévère • > 40 = obésité morbide
	B -	F	
	C -	F	
	D -	F	
	E -	V	
QCM 6	A -	F	• Le traitement chirurgical ne s'envisage qu'après traitement médical bien conduit. • La perte de poids est fondamentale. • Le surpoids est la première cause d'arthrose.
	B -	F	
	C -	V	
	D -	V	
	E -	V	
QCM 7	A -	V	• Il faut toujours poursuivre la rééducation! • La perte de poids doit se poursuivre jusqu'à perte de 10 % du poids du corps.
	B -	V	
	C -	V	
	D -	F	
	E -	V	
QCM 8	A -	F	• Attention à ne pas confondre arthrose et ostéoporose !
	B -	V	
	C -	F	
	D -	V	
	E -	F	
QCM 9	A -	V	• Attention, une douleur isolée du genou avec une radiographie normale peut être une coxarthrose ou une gonarthrose débutante sans signe radiologique.
	B -	F	
	C -	V	
	D -	V	
	E -	F	
QCM 10	A -	F	• Il n'est pas question d'opérer les deux hanches en même temps, même si les deux souffrent de coxarthrose! • L'ostéosynthèse est le traitement des fractures. • À l'ECN, coxarthrose = Prothèse totale de hanche
	B -	F	
	C -	F	
	D -	V	
	E -	F	

Chaque réponse est cotée 2 points
Total du dossier QCM sur 100

QRF QRNF — Grille de correction QRF & QRNF
(Questions à réponses fermées et non fermées)

1	*Grille par question du dossier QRF & QRNF* — Le sous-total de cette question est de ➨	**20**
•	Horaires des douleurs : mécanique / inflammatoire	2
•	Traitement en cours	2
•	Antécédents médico-chirurgicaux	2
•	Mode de vie	2
•	Examen des deux hanches	2
•	Boiterie	2
•	Evaluation du périmètre de marche	2
•	Limitation des amplitudes articulaires	2
•	Amyotrophie quadricipitale	2
•	IMC	2

Commentaires : examen bilatéral et symétrique

2	*Grille par question du dossier QRF & QRNF* — Le sous-total de cette question est de ➨	**17**
•	Hanche gauche de face	2
•	Pincement de l'interligne articulaire	2
•	Localisé au pole supéro-externe	2
•	Ostéocondensation de l'os sous chondral	2
•	Géodes sous chondrales	2
•	Ostéophytose	2
•	Coxarthrose gauche supéro – externe (pas de point si un item absent)	5

Commentaires : "POGO" = pincement-ostéocondensation-géode-ostéophyte

3	*Grille par question du dossier QRF & QRNF* — Le sous-total de cette question est de ➨	**5**
•	Cette prescription est justifiée	2
•	Il manque le cliché de face de la hanche droite	1
•	Il manque un cliché de bassin de face	1
•	Il manque un cliché de profil (de Lequesne)	1

Commentaires : arthrose = clichés bilatéraux et symétriques !

4	*Grille par question du dossier QRF & QRNF* — Le sous-total de cette question est de ➨	**6**
•	Obésité	2
•	Sévère	2
•	35<IMC<40	2

5	*Grille par question du dossier QRF & QRNF* — Le sous-total de cette question est de ➨	**15**
•	Règles hygiéno – diététiques	3
•	PERTE DE POIDS (=PMZ)	
•	Kinésithérapie douce	2
•	Antalgiques :	2
•	Paracétamol	2
•	AINS en l'absence de contre indication	2
•	Associé à un inhibiteur de la pompe à proton (IPP)	2
•	Education : économie articulaire	2

Commentaires : Prescription d'AINS = toujours rechercher les contre indications et penser aux indications des IPP.

6	*Grille par question du dossier QRF & QRNF* Le sous-total de cette question est de ➡	20
	• Traitement chirurgical	5
	• Non conservateur	5
	• Arthroplastie de hanche gauche	5
	• Prothèse totale	5
	Commentaires : ne pas oublier de préciser le côté	
7	*Grille par question du dossier QRF & QRNF* **Le sous-total de cette question est de ➡**	**12**
	• Reprise de la marche précoce	2
	• Rééducation précoce	2
	• Centre de rééducation si besoin	2
	• Adaptation du traitement antalgique	2
	• Education d'un patient porteur de prothèse	2
	• Connaître les gestes à risque de luxation de hanche	2
	Commentaires : bien connaître le mode de vie du patient = vit seul ou non ? Marches à monter au domicile ?	
8	*Grille par question du dossier QRF & QRNF* **Le sous-total de cette question est de ➡**	**5**
	• Non	4
	• Pas de chirurgie prothétique prophylactique	1

Total du dossier QRF & QRNF sur 100

Fiche SYNTHESE
Pathogénie de l'arthrose

- Facteurs de risque :
  - Vieillissement
  - Hérédité
  - Surpoids
  - Traumatisme
  - Anomalie architecturale congénitale ou acquise
- Clinique :
  - Douleur localisée, type mécanique
  - Epanchement articulaire
  - Limitation des amplitudes articulaires
  - Evolution par poussées inflammatoires
  - Projection des douleurs au niveau de l'articulation sus/sous-jacente
- Radiographie :
  - Pincement localisé de l'interligne articulaire
  - Ostéocondensation sous chondrale
  - Géode sous chondrale
  - Ostéophyte
- Dissociation anatomo-clinique :
  - L'importance de l'atteinte radiologique n'est pas corrélée avec le retentissement clinique
  - ON OPERE UNE SYMPTOMATOLOGIE ET PAS UNE IMAGE RADIOLOGIQUE

ITEMS TOMBES

Dossier QRF et QRNF			Intitulé de l'item
Partie	Module	N°	(Programme avant l'ECN 2015)
1	5	57	**Arthrose**

Dossier QCM		Intitulé de l'item
UE	N°	(Programme après l'ECN 2016)
5	125	**Arthrose**

M. G âgé de 21 ans se présente aux urgences avec un genou droit gros, rouge et très douloureux. Il y a un choc rotulien. Il ne peut plus marcher.

Il a comme antécédents notables une syphilis et une dépression. Il ne fait pas d'études et travaille comme caissier dans un supermarché. Il ne va plus travailler depuis une semaine à cause de cette douleur qui a évolué crescendo.

La copine qui accompagne M. G vous avoue qu'il a été hospitalisé il y a 6 mois dans un centre de désintoxication pour toxicomanie intraveineuse.

Dossier QCM
(Questions à choix multiples)

QCM 1 — A propos du choc rotulien :

A - C'est un hématome en regard de la rotule
B - C'est un type de fracture de la rotule
C - C'est la présence d'un épanchement liquidien
D - C'est un blocage du genou
E - C'est une lésion d'un fibrocartilage

QCM 2 — A propos de la syphilis :

A - C'est une tréponématose
B - On la traite par antibiothérapie
C - C'est une maladie chronique
D - Elle est toujours associée au VIH
E - Elle engage le pronostic vital

QCM 3 — Quelle donnée fondamentale de l'examen clinique vous manque ici ?

A - Bandelette urinaire
B - ECG
C - Température
D - IMC
E - Saturométrie de pouls

QCM 4 — M. G a 38,8°C de température, des lésions de piqures multiples sur les avant-bras. Parmi les examens suivants, le(s)quel(s) vous semble(nt) indispensable(s) au diagnostic?

A - CPK
B - Transaminases
C - Examen cytobactériologique des urines
D - CRP
E - ECG

Dossier QRF & QRNF
(Questions à réponses fermées et non fermées)

Question à réponse fermée (et non) 1 :
Compléter votre examen physique

Question à réponse fermée (et non) 2 :
M. G a 38,8°C de température, des lésions de piqures multiples sur les avant-bras. Quels examens complémentaires prescrivez-vous ?

Question à réponse fermée (et non) 3 :
Voici le résultat de la ponction : liquide trouble, éléments = 100000/mm3 et > 80% de PNN. Au direct : coque en amas, Gram positif. Quel est votre diagnostic précis ?

Question à réponse fermée (et non) 4 :
Quels résultats attendez-vous de la radiographie du genou ?

Question à réponse fermée (et non) 5 :
Détaillez votre prise en charge thérapeutique.

Question à réponse fermée (et non) 6 :
Quels autres germes aurions-nous pu trouver dans ce contexte ? (3 items)

Question à réponse fermée (et non) 7 :
Malgré un traitement bien conduit, M. G présente toujours 38,5 °C de température à 72 heures ; quelles sont vos hypothèses diagnostiques ?

Question à réponse fermée (et non) 8 :
Dans la prise en charge globale de votre patient, quelles prescriptions complémentaires sont nécessaires ?

QCM 5	Parmi les examens suivants, lesquels vous semblent indispensables au diagnostic?

A - Radiographie standard du genou droit
B - Echographie du genou droit
C - NFS
D - Ponction articulaire de genou droit sous asepsie stricte au lit du malade
E - Radiographie de thorax

QCM 6	Voici le résultat de la ponction : liquide trouble, éléments = 100000/mm3 et > 80% de PNN. Au direct : coque en amas, Gram positif. Quel est votre diagnostic précis ?

A - Oligo-arthrite septique du genou droit à candida
B - Mono arthrite septique du genou droit à streptocoque
C - Mono arthrite septique du genou droit à staphylocoque
D - Mono arthrite septique du genou droit à gonocoque
E - Endocardite infectieuse avec emboles septiques articulaires

QCM 7	Quels résultats attendez-vous de la radiographie du genou ?

A - Pincement localisé de l'interligne articulaire
B - Pincement diffus de l'interligne articulaire
C - Ostéophytose
D - Géodes sous chondrales
E - Déminéralisation épiphysaire

QCM 8	Quels antibiotiques ne sont pas adaptés ici en première intention ?

A - Fluoroquinolone
B - Oxacilline
C - Vancomycine
D - Gentamicine
E - Doxycycline

QCM 9	Quel antalgique prescrivez vous en première intention sachant que M. G côte sa douleur à 5/10

A - Titration morphinique IV
B - Titration morphinique PO
C - Paracétamol IV
D - Spasfon ® IV
E - Oxycodone® PO

QCM 10	Malgré un traitement bien conduit, M. G présente toujours 38,5 °C de température à 72 heures ; quelles sont vos hypothèses diagnostiques ?

A - Embolie pulmonaire
B - Phlébite profonde de la jambe droite
C - Syndrome de sevrage aux opiacés
D - Endocardite infectieuse
E - Autres localisations septiques

☑		QCM	Grille de correction QCM (Questions à choix multiples)
QCM 1	A -	F	• Question de base de sémiologie, aucune difficulté!
	B -	F	
	C -	V	
	D -	F	
	E -	F	
QCM 2	A -	V	• Toujours analyser les antécédents médicaux qu'on vous donne dans un énoncé. • Ils ne sont jamais là par hasard (ou rarement).
	B -	V	
	C -	F	
	D -	F	
	E -	V	
QCM 3	A -	F	• Devant une articulation rouge, chaude, gonflée et douloureuse, la première chose à faire est de prendre la température.
	B -	F	
	C -	V	
	D -	F	
	E -	F	
QCM 4	A -	F	• Bilan infectiologique de base : NFS, CRP, hémocultures, prélèvements bactériologiques adaptés, bilan de la porte d'entrée.
	B -	F	
	C -	F	
	D -	V	
	E -	F	
QCM 5	A -	V	• La radiographie de thorax n'est pas indispensable ici.
	B -	F	
	C -	V	
	D -	V	
	E -	F	
QCM 6	A -	F	• La dernière réponse peut être vraie, mais vous n'avez aucun moyen de le savoir avec les informations qu'on vous donne à ce niveau là de l'énoncé.
	B -	F	
	C -	V	
	D -	F	
	E -	F	
QCM 7	A -	F	• Radiographie d'une arthrite septique quelque soit l'articulation touchée : pincement articulaire diffuse, érosions articulaires, épaississement des parties molles, déminéralisation épiphysaire, peut être normale.
	B -	V	
	C -	F	
	D -	F	
	E -	V	
QCM 8	A -	V	• Les fluoroquinolones sont prescrites en deuxième intention. • La vancomycine est prescrite en cas de suspicion de SARM ou d'allergie à la pénicilline. • La doxycycline est active contre les germes intra cellulaires.
	B -	F	
	C -	V	
	D -	F	
	E -	V	
QCM 9	A -	F	• On ne prescrit pas de la morphine en première intention à un toxicomane. • Le Spasfon n'a aucun intérêt ici car c'est un antispasmodique. • L'Oxycodone® est un dérivé de la morphine.
	B -	F	
	C -	V	
	D -	F	
	E -	F	
QCM 10	A -	V	• Toutes les réponses sont vraies et il y a encore d'autres possibilités : antibiothérapie inefficace (dose inadaptés ou germes mal ciblés ou germes résistants), infections nosocomiales (infection urinaire, veinite, lymphangite ...)
	B -	V	
	C -	V	
	D -	V	
	E -	V	

Chaque réponse est cotée 2 points
Total du dossier QCM sur 100

QRF QRNF	Grille de correction QRF & QRNF (Questions à réponses fermées et non fermées)	
1	*Grille par question du dossier QRF & QRNF* — Le sous-total de cette question est de ➡	**8**
	• Température	2
	• Pouls	1
	• Tension artérielle	1
	• Auscultation cardio-pulmonaire	1
	• Examen du genou controlatéral	1
	• Recherche d'une porte d'entrée cutanée	2
	Commentaires : toxicomanie IV = endocardite = examen cardio-pulmonaire/recherché porte d'entrée	
2	*Grille par question du dossier QRF & QRNF* — Le sous-total de cette question est de ➡	**23**
	• NFS	2
	• CRP	2
	• 3 hémocultures en milieu aérobie et anaérobie	4
	• Ionogramme sanguin	1
	• Créatininémie	1
	• Toxiques urinaires et sanguins	1
	• RADIOGRAPHIE DU GENOU DROIT FACE + PROFIL (=PMZ)	
	• Ponction articulaire du genou droit	4
	• Avec examen cyto- bactériologique	2
	• Prélèvement de la porte d'entrée cutanée	4
	• Bandelette urinaire	1
	• ECBU si BU positive	1
	Commentaires : choc rotulien = épanchement articulaire = ponction articulaire	
3	*Grille par question du dossier QRF & QRNF* — Le sous-total de cette question est de ➡	**12**
	• Arthrite septique	4
	• Genou droit	2
	• A staphylocoque doré	4
	• Porte d'entrée cutanée	2
	Commentaires : en infectiologie, toujours préciser le germe, la localisation et la porte d'entrée	
4	*Grille par question du dossier QRF & QRNF* — Le sous-total de cette question est de ➡	**9**
	• Pincement articulaire diffus	2
	• Erosions articulaires	2
	• Epaississement des parties molles	2
	• Déminéralisation épiphysaire	2
	• Peuvent être normales	1
	Commentaires : à chaque fois qu'on vous demande des résultats d'examens, dites qu'ils peuvent être normaux.	

5	*Grille par question du dossier QRF & QRNF* — Le sous-total de cette question est de ➨	25
•	URGENCE THERAPEUTIQUE (=PMZ)	
•	Hospitalisation	1
•	VVP	1
•	Antibiothérapie bactéricide	4
•	Probabiliste	1
•	Intraveineuse	2
•	Double et synergique	1
•	Active contre le staphylocoque	2
•	A bonne pénétration osseuse	2
•	Péni M + Gentamicine	2
•	Antalgique à adapter à l'EVA	1
•	Eviter l'usage de la morphine	1
•	Immobilisation antalgique	2
•	Prévention du syndrome de sevrage	2
•	Traitement de la porte d'entrée	1
•	SAT-VAT	1
•	Surveillance	1

6	*Grille par question du dossier QRF & QRNF* — Le sous-total de cette question est de ➨	3
•	Gonocoque	1
•	Candida	1
•	Chlamydia	1
	<u>*Commentaires*</u> : Antécédent de syphilis + toxicomanie = MST	

7	*Grille par question du dossier QRF & QRNF* — Le sous-total de cette question est de ➨	10
•	ENDOCARDITE INFECTIEUSE (=PMZ)	
•	Antibiothérapie inefficace	2
•	Persistance de la porte d'entrée	2
•	Veinite	2
•	Syndrome de sevrage aux opiacés	2
•	Complication thromboembolique	2
	<u>*Commentaires*</u> : toxicomanie IV + fièvre = endocardite jusqu'à preuve du contraire	

8	*Grille par question du dossier QRF & QRNF* — Le sous-total de cette question est de ➨	10
•	Sérologie VIH 1 et 2	1
•	AVEC ACCORD DU PATIENT (=PMZ)	
•	Sérologie VHB	2
•	Sérologie VHC	2
•	Sérologie syphilitique	2
•	ECG	1
•	Echographie cardiaque	2
	<u>*Commentaires*</u> : bilan MST + recherche endocardite	

Total du dossier QRF & QRNF sur 100

Fiche SYNTHESE
Antibiothérapie dans l'arthrite septique

- Traitement probabiliste des infections aiguës :
  - Oxacilline ou cloxacilline + gentamicine IV :
    - x Si allergie : vancomycine + gentamicine IV
- Staphylocoque doré sensible à la méticilline (SASM) :
  - Oxacilline ou cloxacilline + gentamicine IV :
    - x Si allergie : fluoroquinolone IV
- Staphylocoque doré résistant à la méticilline (SARM) :
  - Vancomycine + rifampicine IV
- Entérocoque :
  - Amoxicilline + aminoside IV :
    - x Si allergie : vancomycine (+gentamicine) IV
- Streptocoque :
  - Amoxicilline + gentamicine :
    - x Si allergie : C3G IV
- BGN :
  - C3G IV :
    - x Si allergie : imipenème IV

ITEMS TOMBES

Dossier QRF et QRNF			Intitulé de l'item (Programme avant l'ECN 2015)
Partie	Module	N°	
1	7	92	Infections ostéoarticulaires
1	11	173	Prescription et surveillance des antibiotiques

Dossier QCM		Intitulé de l'item (Programme après l'ECN 2016)
UE	N°	
6	153	Infections ostéo articulaires (IOA) de l'enfant et de l'adulte
6	173	Prescription et surveillance des anti-infectieux chez l'adulte et l'enfant
6	196	Douleur et épanchement articulaire. Arthrite d'évolution récente

☑ J'inscris mes notes personnelles pour mieux progresser

N° 17 Après 2016 ECN Avant 2015

MON DOSSIER PASSERELLE

Je choisis mon type d'évaluation en fonction de la date de mon concours

	ECN avant 2015	ECN après 2016
QRF QRNF	+++	+ /- Pour comprendre ! Pour certains partiels !
QCM	-	+++

Le petit Valentin, âgé de 4 ans, est amené aux urgences par sa baby sitter. Cette dernière le garde tous les jours après l'école de 16h30 à 21h. Depuis une semaine, il mange très peu, refuse qu'elle le touche alors que d'habitude c'est un petit garçon très câlin, qui a du mal à se séparer d'elle.

Aujourd'hui, en lui donnant sa douche, elle a découvert un hématome dans le bas du dos. Il a refusé de répondre à ces questions sur son origine, et s'est mis à hurler de façon complètement incontrôlée. Paniquée, elle l'a sortie de la douche, et a appelé sa mère qui n'a pas répondu au téléphone. Le père étant à l'étranger, elle a pris la décision de l'amener au SAU.

Quand vous voyez Valentin, il est enfin calmé. Il a l'air très inquiet par votre blouse blanche et se réfugie dans les bras de sa baby sitter.

Vous suspectez fortement une maltraitance.

Dossier QCM
(Questions à choix multiples)

QCM 1 – Que demandez-vous comme examens complémentaires ?

A - Scintigraphie osseuse
B - IRM cérébrale
C - Bilan pré transfusionnel
D - NFS
E - TP, TCA

QCM 2 – Que demandez-vous comme examens complémentaires ?

A - ECG
B - Radiographie de thorax
C - Radiographie des segments de membres
D - Fond d'œil
E - Radiographie de bassin

QCM 3 – La radiologue vous confirme l'existence de fractures épiphysométaphysaires des deux coudes, des appositions périostées au niveau du tibia gauche. Quel est votre diagnostic complet ?

A - Syndrome de Salter et Harris
B - Enfant maltraité
C - Enfant secoué
D - Syndrome de Silverman
E - Maladie constitutionnelle osseuse (MOC)

QCM 4 – Tous les autres examens demandés sont normaux, quelle est votre conduite à tenir ?

A - Retour à domicile après traitement adapté
B - Appel de l'assistante sociale
C - Appel des parents
D - Appel au Procureur de la République
E - Certificat médical initial descriptif

Dossier QRF & QRNF
(Questions à réponses fermées et non fermées)

Question à réponse fermée (et non) 1 :
Détaillez votre examen physique.

Question à réponse fermée (et non) 2 :
Que demandez-vous comme examens complémentaires ?

Question à réponse fermée (et non) 3 :
Le radiologue vous confirme l'existence de fractures épiphysométaphysaires des deux coudes, des appositions périostées au niveau du tibia gauche. Quel est votre diagnostic complet ?

Question à réponse fermée (et non) 4 :
Comment pouvez-vous expliquer l'anorexie chez cet enfant ?

Question à réponse fermée (et non) 5 :
Tous les autres examens demandés sont normaux, quelle est votre conduite à tenir ?

Question à réponse fermée (et non) 6 :
Après analyse approfondie des radiographies, vous notez un trait de fracture trans-épiphysaire avec décollement épiphysaire partiel de l'extrémité inférieure de l'humérus gauche et un trait de fracture métaphysaire avec un décollement épiphysaire partiel de l'extrémité inférieure de l'humérus droit. Comment classez-vous ces fractures ?

Question à réponse fermée (et non) 7 :
Comment traitez-vous chacune de ces fractures ? (réponse courte attendue)

QCM 5	Après analyse des radiographies, vous notez un trait de fracture trans-épiphysaire avec décollement épiphysaire partiel de l'extrémité inférieure de l'humérus gauche et un trait de fracture métaphysaire avec un décollement épiphysaire partiel de l'extrémité inférieure de l'humérus droit. Classez-vous ces fractures.

A - Humérus gauche : type 4 de Salter et Harris
B - Humérus droit : type 1 de Salter et Harris
C - Humérus gauche : type 3 de Salter et Harris
D - Humérus droit : type 2 de Salter et Harris
E - Humérus droit : fracture en motte de beurre

QCM 6	Comment traitez-vous la fracture de l'humérus gauche ?

A - Traitement fonctionnel
B - Traitement orthopédique
C - Traitement chirurgical
D - Traitement par la méthode de Blount
E - Une réponse est vraie

QCM 7	Comment traitez-vous la fracture de l'humérus droit ?

A - Traitement fonctionnel
B - Traitement orthopédique
C - Traitement chirurgical
D - Traitement par la méthode de Blount
E - Une réponse est vraie

QCM 8	Quelle(s) sont (est) la(es) principale(s) complication(s) de ce type de fracture ?

A - Ostéonécrose aseptique
B - Epiphysiodèse post traumatique
C - Inégalité de longueur des membres
D - Risque de déviation angulaire
E - Arrêt de la croissance osseuse

QCM 9	Devant la maigreur de Valentin, vous prescrivez les examens suivants : 25OHvitamineD3 = 18nmol/l, Ca = 2,1 mM, Albumine = 33 mM. Interprétez.

A - Hypovitaminose D
B - Hypocalcémie vraie
C - Hyper albuminémie
D - Calcémie ionisée normale
E - Hypervitaminose D

QCM 10	Quel(s) diagnostic(s) en tirez-vous ?

A - Rachitisme
B - Dénutrition
C - Ostéoporose
D - Maladie osseuse constitutionnelle
E - Carence en calcium

<u>Question à réponse fermée (et non) 8 :</u>
Quelle est la principale complication de ce type de fracture ?

☑		QCM	Grille de correction QCM (Questions à choix multiples)
QCM 1	A -	V	• Aussi bizarre que cela puisse paraître, la scintigraphie fait partie du bilan de maltraitance.
	B -	F	
	C -	F	
	D -	V	
	E -	V	
QCM 2	A -	F	• Il faut demander des radiographies du squelette entier : il manque donc encore le crâne et le rachis. • On recherche une hémorragie au fond d'œil.
	B -	V	
	C -	V	
	D -	V	
	E -	V	
QCM 3	A -	F	• Le syndrome de Silverman a une définition radiologique. • Enfant maltraité est un terme médico-légal.
	B -	V	
	C -	F	
	D -	V	
	E -	F	
QCM 4	A -	F	• On met en place une procédure d'urgence car les lésions sont sévères et multiples. • L'enfant doit être hospitalisé. • Un signalement judiciaire doit être fait.
	B -	F	
	C -	V	
	D -	V	
	E -	V	
QCM 5	A -	F	• Question de cours sur la classification des fractures épiphysaires de Salter et Harris. • La classification est à connaître bien évidemment par cœur pour l'ECN. • Elle n'est pas si difficile que ça à apprendre, courage !
	B -	F	
	C -	V	
	D -	V	
	E -	F	
QCM 6	A -	F	• Type 3 et 4 : traitement chirurgical
	B -	F	
	C -	V	
	D -	F	
	E -	V	
QCM 7	A -	F	• Type 1 et 2 : traitement orthopédique
	B -	V	
	C -	F	
	D -	F	
	E -	V	
QCM 8	A -	F	• Les réponses C, D et E sont les conséquences de l'épiphysiodèse
	B -	V	
	C -	V	
	D -	V	
	E -	V	
QCM 9	A -	F	• La calcémie corrigée est normale (40-albumine)/40 + Ca
	B -	F	
	C -	F	
	D -	V	
	E -	F	
QCM 10	A -	V	• Rachitisme = hypovitaminose D • Dénutrition = hypo albuminémie
	B -	V	
	C -	F	
	D -	F	
	E -	F	

Chaque réponse est cotée 2 points
Total du dossier QCM sur 100

QRF QRNF — Grille de correction QRF & QRNF
(Questions à réponses fermées et non fermées)

1	Grille par question du dossier QRF & QRNF — Le sous-total de cette question est de ➡	20
•	Enfant entièrement déshabillé	2
•	En présence de la baby sitter	1
•	Examen complet appareil par appareil	2
•	Rechercher des lésions multiples,	1
•	D'âges différents,	1
•	De topographie inhabituelle,	1
•	De nature suspecte.	1
•	Examen des organes génitaux externes (OGE)	2
•	IMC pédiatrique	2
•	Pouls, tension, température	1
•	Photographie des lésions	2
•	Bandelette urinaire (BU)	2
•	Fond d'œil (FO)	2

Commentaires : Attention la BU et le FO font partis de l'examen clinique

2	Grille par question du dossier QRF & QRNF — Le sous-total de cette question est de ➡	13
•	RADIOGRAPHIE DU SQUELETTE ENTIER (=PMZ)	
•	Bilan d'hémostase	2
•	TDM cérébrale sans injection de produit de contraste	4
•	NFS	2
•	Ionogramme sanguin	2
•	Créatininémie	1
•	Toxique sanguin et urinaire	1
•	Bilan nutritionnel : albumine et bilan phosphocalcique	1

Commentaires : TDM cérébrale car Valentin présente une anorexie d 'apparition récente

3	Grille par question du dossier QRF & QRNF — Le sous-total de cette question est de ➡	10
•	Enfant maltraité	5
•	Syndrome de Silverman	5

Commentaires : le syndrome de Silverman a une définition radiologique

4	Grille par question du dossier QRF & QRNF — Le sous-total de cette question est de ➡	5
•	Anorexie mentale	1
•	Hypertension intracrânienne secondaire à un hématome sous dural (maltraitance)	2
•	Secondaire aux douleurs causées par les fractures	2

Commentaires : anorexie est un des maîtres symptômes l'HTIC chez l'enfant

5	Grille par question du dossier QRF & QRNF — Le sous-total de cette question est de ➡	22
•	Urgence	2
•	Hospitalisation	2
•	Appel des parents	2
•	Rédaction du certificat médical descriptif	4
•	Ordonnance de placement provisoire	4
•	Signalement judicaire	4
•	Appel du Procureur de la République	4
•		

Commentaires : question à connaître absolument par cœur, la réponse doit être un réflexe

6	Grille par question du dossier QRF & QRNF — Le sous-total de cette question est de ➡	10
•	Humérus gauche = Type 3 de la classification de Salter et Harris	5
•	Humérus droit = type 2 de la classification de Salter et Harris	5

7	*Grille par question du dossier QRF & QRNF* — Le sous-total de cette question est de ➡	10
	• Humérus gauche = traitement chirurgical • Humérus droit = traitement orthopédique *Commentaires* : type 1 et 2 = traitement orthopédique / type 3 et 4 = traitement chirurgical	5 5
8	*Grille par question du dossier QRF & QRNF* — Le sous-total de cette question est de ➡	**10**
	• Epiphysiodèse post-traumatique *Commentaires* : Le risque d'épiphysiodèse augmente du type 1 au type 5 de la classification de Harris.	10

Total du dossier QRF & QRNF sur 100

Fiche SYNTHESE
Classification de Salter et Harris : fractures épiphysaires

- Type 1 :
  - Décollement épiphysaire pur
  - Traitement orthopédique
  - Excellent pronostic
- Type 2 :
  - Décollement épiphysaire partiel
  - Trait de fracture métaphysaire
  - Traitement orthopédique
  - Bon pronostic
- Type 3 :
  - Décollement épiphysaire partiel
  - Trait de fracture trans-épiphysaire
  - Traitement chirurgical
  - Bon pronostic
- Type 4 :
  - Décollement épiphysaire absent
  - Trait de fracture trans-épiphyso-métaphysaire
  - Traitement chirurgical
  - Pronostic réservé
- Type 5 :
  - Ecrasement du cartilage de croissance
  - Pas de traitement curatif
  - Epiphysiodèse post-traumatique fréquente
  - Mauvais pronostic

ITEMS TOMBES

Dossier QRF et QRNF			Intitulé de l'item
Partie	Module	N°	(Programme avant l'ECN 2015)
1	3	37	Maltraitance
2	-	237	Fractures de l'enfant : particularités épidémiologiques, diagnostiques et thérapeutiques
Dossier QCM			**Intitulé de l'item**
UE	N°		(Programme après l'ECN 2016)
2	45		Alimentation et besoins nutritionnels du nourrisson et de l'enfant
3	55		Maltraitance et enfants en danger. Protection maternelle et infantile
11	360		Fractures chez l'enfant : particularités épidémiologiques, diagnostiques et thérapeutiques

M. Y âgé de 45 ans se présente au SAU pour une douleur d'apparition récente de son index gauche.

M. Y est boulanger, est marié et a 3 enfants de 6, 11 et 15 ans. Il est diabétique traité par metformine. La dernière HBA1C a été faite il y a un mois et était de 6,5%.

Vous examinez le doigt de votre patient : il y un œdème de la dernière phalange et la peau est légèrement rouge et chaude. A la palpation, la douleur est insupportable. Spontanément, la douleur est modérée. Il n'a pas de signes généraux.

Dossier QCM
(Questions à choix multiples)

QCM 1 — Quelle est votre suspicion diagnostique ?

A - Phlegmon des gaines des fléchisseurs
B - Panaris au stade d'invasion
C - Bouton de fièvre de l'index gauche
D - Panaris au stade phlegmasique
E - Panaris au stade collecté

QCM 2 — Que recherchez-vous à l'examen clinique ?

A - Localisation à distance
B - Plaie cutanée
C - Fièvre
D - Adénopathies périphériques
E - Lymphangite

QCM 3 — Que recherchez-vous aux examens paracliniques au SAU ?

A - Il n'est pas justifié de faire des examens complémentaires
B - Syndrome inflammatoire biologique
C - Un diabète déséquilibré
D - Des hémocultures positives
E - L'absence d'ostéite à la radiographie standard

QCM 4 — Votre diagnostic se confirme, quelle est votre prise en charge thérapeutique ?

A - Hospitalisation
B - Ambulatoire
C - Traitement chirurgical
D - Traitement médical
E - Antibiothérapie per os

Dossier QRF & QRNF
(Questions à réponses fermées et non fermées)

Question à réponse fermée (et non) 1 :
Quelle est votre suspicion diagnostique ?

Question à réponse fermée (et non) 2 :
Comment complétez-vous votre examen clinique ?

Question à réponse fermée (et non) 3 :
Votre examen confirme votre suspicion diagnostique. Il n'y a pas de complication. Quelles votre prise en charge thérapeutique ?

Question à réponse fermée (et non) 4 :
Quel germe est le plus fréquemment retrouvé dans ce type d'infection ?

Question à réponse fermée (et non) 5 :
Votre patient se présente une semaine plus tard aux urgences. Il a bien respecté votre traitement mais la douleur augmente, l'empêche de dormir est permanente et pulsatile. Il a 38°C de température et son doigt est bien plus rouge que la semaine dernière. Quel est votre diagnostic ? Justifier

Question à réponse fermée (et non) 6 :
Demandez-vous des examens complémentaires ? Justifier

Question à réponse fermée (et non) 7 :
A Détaillez votre prise en charge thérapeutique.

Question à réponse fermée (et non) 8 :
M. Y n'a pas suivi votre prescription et a repris le travail. Quel est le risque encouru ?

QCM 5	A propos de la prise en charge thérapeutique :

A - Excision au bloc opératoire
B - Bains antiseptiques pluriquotidiens à l'hôpital
C - Bains antiseptiques pluriquotidiens à domicile
D - Arrêt de la metformine
E - Relai insuline sous cutanée

QCM 6	Votre patient se présente une semaine plus tard aux urgences. Il a bien respecté votre traitement mais la douleur augmente, l'empêche de dormir est permanente et pulsatile. Il a 38°C de température et son doigt est bien plus rouge que la semaine dernière. Quel est votre diagnostic ?

A - Phlegmon des gaines des fléchisseurs
B - Panaris au stade d'invasion
C - Bouton de fièvre de l'index gauche
D - Panaris au stade phlegmasique
E - Panaris au stade collecté

QCM 7	Quels examens complémentaires demandez-vous ?

A - Aucun n'est justifié dans ce cas
B - Groupe-rhésus-RAI
C - CRP
D - NFS
E - Radiographie de l'index gauche face + profil

QCM 8	Votre diagnostic se confirme, quelle est votre prise en charge thérapeutique ?

A - Hospitalisation
B - Ambulatoire
C - Traitement chirurgical
D - Traitement médical
E - Antibiothérapie IV

QCM 9	A propos de la prise en charge thérapeutique :

A - Excision au bloc opératoire
B - Bains antiseptiques pluriquotidiens à l'hôpital
C - Bains antiseptiques pluriquotidiens à domicile
D - Arrêt de la metformine
E - Relai insuline sous cutanée

QCM 10	Quel germe est le plus fréquemment retrouvé dans ce type d'infection ?

A - Salmonelle
B - Shighelle
C - Streptocoque
D - Staphylocoque doré
E - HSV

☑		QCM	Grille de correction QCM (Questions à choix multiples)
QCM 1	A -	F	• Question de cours. • On vous donne toutes les réponses dans l'énoncé !
	B -	F	
	C -	F	
	D -	V	
	E -	F	
QCM 2	A -	V	• Au stade phlegmasique, il n'y a pas de fièvre! • L'infection est strictement localisée au doigt par définition.
	B -	V	
	C -	V	
	D -	F	
	E -	F	
QCM 3	A -	V	• Aucun examen complémentaire n'est justifié ici. • Il faudra contrôler l'équilibre du diabète à court terme, mais pas en urgence.
	B -	F	
	C -	F	
	D -	F	
	E -	F	
QCM 4	A -	F	• Il s'agit d'un traitement médical et ambulatoire. • Attention, ce n'est pas parce que la question est au singulier, qu'il n'y a pas plusieurs réponses à donner.
	B -	V	
	C -	F	
	D -	V	
	E -	F	
QCM 5	A -	F	• Il faut faire des bains de Dakin® plusieurs fois par jour et bien protéger le doigt. • L'arrêt de travail est INDISPENSABLE pour un boulanger (médico-légal).
	B -	F	
	C -	V	
	D -	F	
	E -	F	
QCM 6	A -	F	• Panaris + signes généraux = stade collecté ! • La douleur insomniante pulsatile est un signe important ++
	B -	F	
	C -	F	
	D -	F	
	E -	V	
QCM 7	A -	F	• Bilan préopératoire +++ • Radiographie afin de rechercher : un corps étranger, une ostéite.
	B -	V	
	C -	V	
	D -	V	
	E -	V	
QCM 8	A -	V	• Le traitement doit être chirurgical ! • Il s'agit le plus souvent d'une hospitalisation d'une journée (chirurgie ambulatoire) • Antibiothérapie probabiliste à visée anti – staphylococcique (Augmentin®)
	B -	F	
	C -	V	
	D -	F	
	E -	V	
QCM 9	A -	V	• Chez un diabétique, à l'ECN : hospitalisation = arrêt de la metformine et relai insuline car il y a un risque d'acidose lactique et d'insuffisance rénale aiguë.
	B -	F	
	C -	F	
	D -	V	
	E -	V	
QCM 10	A -	F	• Shighelle et Salmonelle = germes digestifs. • Streptocoque : germe cutané mais moins fréquent que le staphylocoque. • Le cas clinique n'oriente pas du tout vers un herpès !
	B -	F	
	C -	F	
	D -	V	
	E -	F	

Chaque réponse est cotée 2 points
Total du dossier QCM sur 100

Grille de correction QRF & QRNF
(Questions à réponses fermées et non fermées)

1	*Grille par question du dossier QRF & QRNF* — Le sous-total de cette question est de ➡	**10**
	• Panaris de l'index de la main gauche	5
	• Stade phlegmasique	5
	Commentaires : toujours préciser si le stade est phlegmasique ou collecté	
2	*Grille par question du dossier QRF & QRNF* — Le sous-total de cette question est de ➡	**16**
	• Interrogatoire : douleur nocturne modérée ou absente	2
	• Statut vaccinal antitétanique	2
	• Rechercher une inoculation septique	2
	• Examen physique : porte d'entrée cutanée	2
	• Absence de signes généraux	2
	• Absence de signes loco régionaux	2
	• Lésions associées : dermatopathie,	2
	• Seconde localisation	2
	Commentaires : examen clinique = interrogatoire + examen physique	
3	*Grille par question du dossier QRF & QRNF* — Le sous-total de cette question est de ➡	**18**
	• Ambulatoire	2
	• ARRET DE TRAVAIL (=PMZ)	
	• Traitement médical	1
	• Bains antiseptiques locaux	5
	• Pluriquotidiens	2
	• Antalgiques simples	2
	• Equilibration du diabète	2
	• SAT-VAT	2
	• Surveillance : consultation à 48 heures.	2
	Commentaires : métier de la restauration = arrêt de travail OBLIGATOIRE !	
4	*Grille par question du dossier QRF & QRNF* — Le sous-total de cette question est de ➡	**5**
	• Staphylocoque doré	5
	Commentaires : c'est un germe saprophyte de la peau pouvant devenir pathogène.	
5	*Grille par question du dossier QRF & QRNF* — Le sous-total de cette question est de ➡	**20**
	• Panaris de l'index de la main gauche	2
	• Au stade collecté	5
	• Terrain : diabétique	2
	• Anamnèse : panaris stade phlegmasique	1
	• Clinique : douleur pulsatile,	2
	• Insomniante,	2
	• Permanente	2
	• Fièvre	2
	• Signes inflammatoires locaux	2
6	*Grille par question du dossier QRF & QRNF* — Le sous-total de cette question est de ➡	**8**
	• OUI (=PMZ)	
	• Radiographie de l'index gauche face + profil	2
	• Rechercher une ostéite	2
	• Recherche un corps étranger	2
	• Bilan préopératoire	2
	Commentaires : attention ce patient est diabétique = susceptibilité plus grande aux infections	

7	*Grille par question du dossier QRF & QRNF* — Le sous-total de cette question est de ➡	**15**
•	Urgence	1
•	Traitement chirurgical	1
•	EXCISION (=PMZ)	
•	Ablation des corps étrangers	1
•	Prélèvements bactériologiques	1
•	Lavage abondant	1
•	Cicatrisation dirigée	1
•	SI SUTURES = ZERO A LA QUESTION	
•	Immobilisation transitoire du doigt	1
•	Equilibration du diabète	1
•	Arrêt de la metformine et relai insuline sous cutanée	1
•	Antalgiques	1
•	Antibiothérapie probabiliste à visée anti – staphylococcique.	1
•	Rééducation	1
•	Arrêt de travail	2
•	Surveillance	1
	Commentaires : attention on ne referme jamais une zone abcédée excisée, on fait des pansements pour cicatrisation dirigée.	

8	*Grille par question du dossier QRF & QRNF* — Le sous-total de cette question est de ➡	**8**
•	Toxi-infection alimentaire collective	5
•	A staphylocoque doré	3

Total du dossier QRF & QRNF sur 100

Fiche SYNTHESE
Panaris

- Stade d'invasion :
  - Inoculation septique (souvent méconnue)
  - Asymptomatique
- Stade phlegmasique :
  - Pas de signes généraux
  - Signes inflammatoires locaux (tuméfaction rouge et douloureuse)
  - Douleur parfois nocturne, permanente mais modérée
  - Pas de syndrome inflammatoire biologique = aucun bilan para clinique nécessaire
  - Traitement médical : bains antiseptiques, consultation à 48 heures
- Stade collecté :
  - Signes généraux présents
  - Aggravation des signes inflammatoires : adénopathies, lymphangite associés
  - Douleur nocturne, insomniante, permanente et pulsatile ++
  - Syndrome inflammatoire biologique retrouvé parfois
  - RADIOGRAPHIE FACE + PROFIL INDISPENSABLE = recherche d'une ostéite ou d'un corps étranger
  - Traitement chirurgical ; EXCISION, cicatrisation dirigée, prélèvements bactériologiques
- A tous les stades :
  - ARRET DE TRAVAIL OBLIGATOIRE : métiers de la santé, métiers de la restauration
  - Facteurs favorisante : diabète, éthylisme chronique, déficit immunitaire … (toutes causes d'immunodépression)

ITEMS TOMBES			
Dossier QRF et QRNF			Intitulé de l'item (Programme avant l'ECN 2015)
Partie	Module	N°	
1	11	207	Panaris et phlegmon des gaines

Dossier QCM QRF et QRNF		Intitulé de l'item (Programme après l'ECN 2016)
UE	N°	
11	344	Infection aiguë des parties molles (abcès, panaris, phlegmon des gaines)

N° 19 Après 2016 Avant 2015 ECN

MON DOSSIER PASSERELLE

Je choisis mon type d'évaluation en fonction de la date de mon concours

	ECN avant 2015	ECN après 2016
QRF QRNF	+++	+ /- Pour comprendre ! Pour certains partiels !
QCM	-	+++

M. Y âgé de 45 ans se présente au SAU pour une douleur d'apparition récente le long de son pouce gauche.

M. Y est boulanger, est marié et a 3 enfants de 6, 11 et 15 ans. Il est diabétique traité par metformine. La dernière HBA1C a été faite il y a un mois et était de 6,5%.

Vous examinez votre patient : il présente une attitude en crochet irréductible du pouce associée un syndrome inflammatoire local.

Il a 38,5°C de température.

Dossier QCM
(Questions à choix multiples)

QCM 1 — Quel diagnostic suspectez-vous ?

A - Phlegmon de la gaine radiale des fléchisseurs gauche
B - Panaris au stade d'invasion
C - Ostéite de l'index gauche
D - Maladie de Dupuytren
E - Panaris au stade collecté

QCM 2 — Quelles sont les données manquantes de l'examen?

A - Fièvre
B - Adénopathies axillaires
C - Douleur du cul de sac supérieur
D - Douleur à bascule
E - Inoculation septique primitive

QCM 3 — Quels examens complémentaires demandez-vous?

A - Aucun
B - TDM de la main gauche
C - CRP
D - Radiographie de la main gauche face + profil
E - Groupe rhésus RAI TP TCA NFS ECG

QCM 4 — En l'absence de complication, quelle attitude thérapeutique adoptez-vous?

A - Hospitalisation
B - Ambulatoire
C - Traitement chirurgical
D - Traitement médical
E - Antibiothérapie IV

Dossier QRF & QRNF
(Questions à réponses fermées et non fermées)

Question à réponse fermée (et non) 1 :
Quel diagnostic suspectez-vous ?

Question à réponse fermée (et non) 2 :
Comment complétez-vous votre examen clinique ?

Question à réponse fermée (et non) 3 :
Demandez-vous des examens complémentaires ? Si oui, lesquels ?

Question à réponse fermée (et non) 4 :
En l'absence de complication, quelle est votre attitude thérapeutique ?

Question à réponse fermée (et non) 5 :
Quelques jours plus tard, le pouce de M. Y est suintant et toujours très douloureux. Il a 38°C de température. Quelles sont vos hypothèses diagnostiques ?

Question à réponse fermée (et non) 6 :
Vous décidez de faire des radiographies qui montrent une ostéolyse et des zones d'ostéocondensation au niveau du métacarpe et de la première phalange. Quel est votre diagnostic ?

Question à réponse fermée (et non) 7 :
Quelle est votre attitude thérapeutique ?

Question à réponse fermée (et non) 8 :
Quel est le germe le plus souvent retrouvé dans cette affection ?

QCM 5	En l'absence de complication, quelle attitude thérapeutique adoptez-vous?

A - Excision au bloc opératoire des tissus nécrosés
B - Bains antiseptiques pluriquotidiens à l'hôpital
C - Bains antiseptiques pluriquotidiens à domicile
D - Arrêt de la metformine
E - Mise à plat de la gaine des fléchisseurs

QCM 6	Quelques jours plus tard, le pouce de M. Y est suintant et toujours très douloureux. Il a 38°C de température. Quelles sont vos hypothèses diagnostiques ?

A - Embolie pulmonaire
B - Lymphangite
C - Mal perforant
D - Echec du traitement chirurgical
E - Ostéite

QCM 7	Vous décidez de faire des radiographies qui montrent une ostéolyse et des zones d'ostéocondensation au niveau du métacarpe et de la première phalange. Quel est votre diagnostic ?

A - Ostéomyélite
B - Ostéoporose
C - Arthrose métacarpo phalangienne
D - Ostéite
E - Arthrite septique

QCM 8	Quelle est votre attitude thérapeutique ?

A - Amputation
B - Ambulatoire
C - Traitement chirurgical
D - Traitement médical
E - Antibiothérapie IV

QCM 9	Parmi les antibiotiques suivants, lequel choisissez – vous en 1ère intention?

A - Ciprofloxacine + clindamycine IV
B - Amoxicilline + acide clavulanique IV
C - Céfamandole IV
D - Doxycycline + gentamicine IV
E - Rifampicine + gentamicine IV

QCM 10	Quel est le germe le plus souvent retrouvé dans cette affection ?

A - Salmonelle
B - Shighelle
C - Streptocoque
D - Staphylocoque doré
E - HSV

☑		QCM	Grille de correction QCM (Questions à choix multiples)
QCM 1	A -	V	• La douleur du pouce et l'attitude irréductible en crochet ne doit pas vous faire hésiter.
	B -	F	
	C -	F	
	D -	F	
	E -	F	
QCM 2	A -	F	• Douleur à bascule : rechercher un phlegmon à bascule. • Dans 15 % des cas, les gaines digito-carpiennes radiale et ulnaire communiquent entre elles. • La fièvre n'est pas une donnée manquante. • On cherche des adénopathies épitrocchléennes et pas axillaires.
	B -	F	
	C -	V	
	D -	V	
	E -	V	
QCM 3	A -	F	• Bilan infectieux. • Bilan pré opératoire. • Radiographie afin de rechercher un corps étranger et une ostéite.
	B -	F	
	C -	V	
	D -	V	
	E -	V	
QCM 4	A -	V	• Contrairement au panaris, le phlegmon est TOUJOURS chirurgical. • L'antibiothérapie est nécessaire contrairement au panaris.
	B -	F	
	C -	V	
	D -	F	
	E -	V	
QCM 5	A -	V	• Il faut exciser les tissus atteints, faire des prélèvements bactériologiques et surtout ne pas refermer la plaie. On réalise une cicatrisation dirigée. • Hospitalisation = ARRET DE LA METFORMINE
	B -	F	
	C -	F	
	D -	V	
	E -	V	
QCM 6	A -	V	• Fièvre en milieu hospitalier = complications thromboemboliques (ca doit toujours rester dans un coin de votre tête, même si ici, c'est très peu probable)
	B -	F	
	C -	F	
	D -	V	
	E -	V	
QCM 7	A -	F	• Il s'agit clairement d'une ostéite. La radiographie est typique et le contexte est très en faveur. • Attention, il y a un retard entre le début de l'infection osseuse et l'apparition de signes radiologiques. • Même avant la chirurgie, l'ostéite devait être présente.
	B -	F	
	C -	F	
	D -	V	
	E -	F	
QCM 8	A -	F	• Il est probablement nécessaire de faire une reprise chirurgicale car la plaie est suintante. Mais l'amputation en première intention est une mesure trop extrême. • Le traitement de l'ostéite est l'antibiothérapie IV prolongée.
	B -	F	
	C -	V	
	D -	F	
	E -	V	
QCM 9	A -	V	• Vous trouverez toutes les recommandations sur la prescription des antibiotiques selon la zone infectée dans le collège des maladies infectieuses !
	B -	F	
	C -	F	
	D -	F	
	E -	F	
QCM 10	A -	F	• Shighelle et Salmonelle = germes digestifs. • Streptocoque : germe cutané mais moins fréquent que le staphylocoque.
	B -	F	
	C -	F	
	D -	V	
	E -	F	

Chaque réponse est cotée 2 points
Total du dossier QCM sur 100

QRF QRNF	**Grille de correction QRF & QRNF** (Questions à réponses fermées et non fermées)	
1	*Grille par question du dossier QRF & QRNF* — Le sous-total de cette question est de ➡	**10**
	• Phlegmon purulent • De la gaine digito-carpienne radiale gauche *Commentaires* : toujours donné un diagnostic complet et précis pour avoir tous les points.	5 5
2	*Grille par question du dossier QRF & QRNF* — Le sous-total de cette question est de ➡	**17**
	• Interrogatoire : blessure récente à la main ? • Douleur : EVA • Type : Pulsatile • Rythme : nocturne, insomniante • SAT-VAT • Examen physique : Rechercher une porte d'entrée cutanée • Douleur provoquée à la palpation du cul de sac supérieur • Signes locorégionaux : adénopathies épitrocchléennes • Rechercher un phlegmon à bascule *Commentaires* : Phlegmon à bascule : dans 15 % des cas, les gaines digito-carpiennes radiale et ulnaire communiquent entre elles.	2 1 1 1 2 2 2 2 4
3	*Grille par question du dossier QRF & QRNF* — Le sous-total de cette question est de ➡	**15**
	• OUI (=PMZ) • NFS • CRP • 3 hémocultures • Bandelette urinaire • Ionogramme sanguin • Créatininémie • Radiographie de la main gauche face + profil • Prélèvement de la porte d'entrée • Bilan préopératoire : Groupe rhésus RAI TP TCA *Commentaires* : Radio = rechercher une ostéite / un corps étranger	 1 2 1 1 1 1 4 2 2
4	*Grille par question du dossier QRF & QRNF* — Le sous-total de cette question est de ➡	**19**
	• URGENCE (=PMZ) • Hospitalisation • A jeun • VVP • Antalgique IV • ARRET DE LA METFORMINE (=PMZ) • Relai insuline • Traitement chirurgical • Mise à plat de la gaine digitale • Prélèvements bactériologiques • Excision des tissus nécrosés • Lavage abondant • Cicatrisation dirigée (plaie laissée ouverte) • Antibiothérapie probabiliste IV • Immobilisation transitoire • Surveillance *Commentaires* : metformine + hospitalisation = ARRET DE LA METFORMINE	 1 1 1 1 1 2 2 2 2 1 2 1 1 1

5	*Grille par question du dossier QRF & QRNF* Le sous-total de cette question est de ➧	**3**
•	Echec du traitement chirurgical	1
•	Ostéite	1
•	Infection du site opératoire	1

6	*Grille par question du dossier QRF & QRNF* Le sous-total de cette question est de ➧	**10**
•	Ostéite	5
•	Métacarpo-phalangienne du pouce gauche	3
•	Compliquant le phlegmon	2

<u>*Commentaires*</u> : toujours donné un diagnostic complet et précis !

7	*Grille par question du dossier QRF & QRNF* Le sous-total de cette question est de ➧	**21**
•	Urgence	1
•	Reprise chirurgicale	1
•	Prélèvements bactériologiques	1
•	Bi-antibiothérapie bactéricide	4
•	Probabiliste	2
•	A visée anti – staphylococcique	2
•	IV	2
•	Synergique	1
•	A adapter secondairement à l'antibiogramme	2
•	Ciprofloxacine + clindamycine	2+2
•	En l'absence d'insuffisance rénale	1

<u>*Commentaires*</u> : vous trouvez toutes les antibiothérapies dans le collège des maladies infectieuses !

8	*Grille par question du dossier QRF & QRNF* Le sous-total de cette question est de ➧	**5**
•	Staphylocoque doré	5

<u>*Commentaires*</u> : germe saprophyte cutané pouvant devenir pathogène

Total du dossier QRF & QRNF sur 100

Fiche SYNTHESE
Phlegmon à bascule

- Rappels anatomiques :
  - Gaines synoviales digito-palmaires :
    - x Les tendons fléchisseurs des 3 doigts médians sont entourés par une même gaine digitale.
    - x Cette gaine s'étend de la 3ème phalange jusqu'au pli de flexion palmaire inférieur.
    - x Le tendon fléchisseur du pouce est entouré de la gaine digito-carpienne radiale.
    - x Les tendons fléchisseurs du 5ème doigt sont entourés de la gaine digito-carpienne ulnaire.
    - x Dans 15 % des cas, la gaine ulnaire et la gaine radiale communiquent.
- Phlegmon à bascule :
  - Il s'agit du passage de l'infection de la gaine digito-carpienne radiale à la gaine digito carpienne ulnaire et vis versa par la communication entre ces deux gaines.
  - A toujours rechercher à l'examen clinique lors d'un phlegmon de la main.

ITEMS TOMBES			
Dossier QCM			Intitulé de l'item (Programme avant l'ECN 2015)
Partie	Module	N°	
1	11	207	Panaris et phlegmon des gaines
Dossier QRF et QRNF			Intitulé de l'item (Programme après l'ECN 2016)
UE	N°		
11	344		Infection aiguë des parties molles (abcès, panaris, phlegmon des gaines)

MON DOSSIER PASSERELLE

Je choisis mon type d'évaluation en fonction de la date de mon concours

	ECN avant 2015	ECN après 2016
QRF QRNF	+++	+ /- Pour comprendre ! Pour certains partiels !
QCM	-	+++

Mme Z, 61 ans, est envoyée à votre consultation par son médecin traitant. En effet, elle se plaint de plus en plus d'une douleur au genou droit. Elle a du mal à monter et à descendre les escaliers, et depuis un mois, elle souffre même en terrain plat. Elle est très gênée au quotidien.

Mme Z vit avec son mari, dans un appartement au 5ème étage sans ascenseur. Elle a une fille qu'elle ne voit plus depuis des années.

Comme principal antécédent, elle a une fibrillation auriculaire paroxystique bien tolérée, sans complication. Elle prend du Préviscan®.

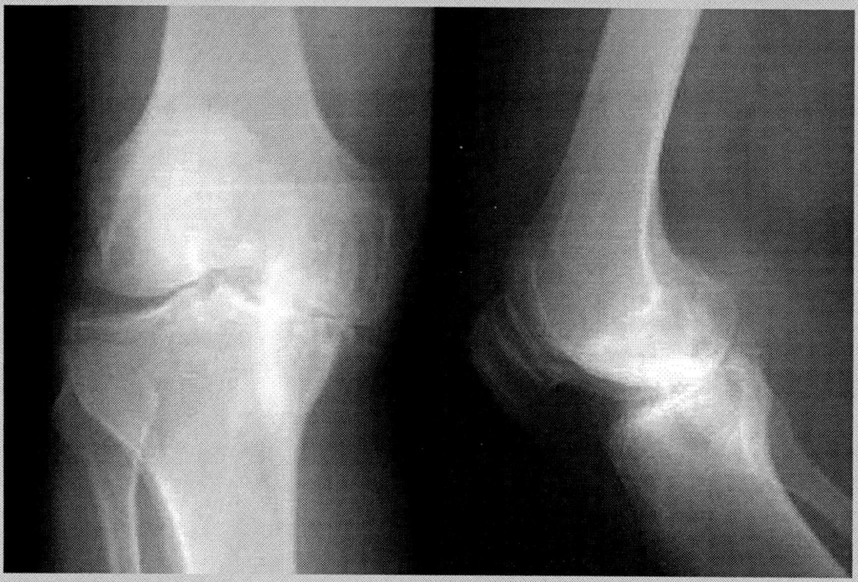

Dossier QCM
(Questions à choix multiples)

QCM 1	À propos de la radiographie :

A - Incidence de face en charge
B - Incidence fémoro patellaire de profil
C - Incidence fémoro patellaire de face
D - Incidence de profil en charge
E - Incidence schuss bilatérale en charge

QCM 2	À propos de la radiographie :

A - Coxarthrose droite
B - Gonarthrose fémoro tibiale latérale droite
C - Gonarthrose fémoro tibiale médiale droite
D - Gonarthrose fémoro patellaire latérale droite
E - Gonarthrose fémoro patellaire médiale droite

Dossier QRF & QRNF
(Questions à réponses fermées et non fermées)

Question à réponse fermée (et non) 1 :
Interpréter la radiographie ci-jointe.

Question à réponse fermée (et non) 2 :
Quels signes cliniques recherchez-vous en faveur d'une arthrose fémoro tibiale ?

Question à réponse fermée (et non) 3 :
Quels signes cliniques recherchez-vous en faveur d'une arthrose fémoro patellaire ?

Question à réponse fermée (et non) 4 :
D'après vous, faut-il compléter les examens radiologiques dont vous disposez ? Si oui, lesquels prescrivez – vous ?

Question à réponse fermée (et non) 5 :
Quel traitement de première intention pouvez-vous proposer ?

QCM 3	Quels signes cliniques recherchez-vous en faveur d'une arthrose fémoro tibiale ?

A - Douleur médiale
B - Douleur déclenchée par la montée des escaliers
C - Signe du rabot
D - Douleur à la palpation de l'interligne médial
E - Douleur au toucher rotulien

QCM 4	Quels signes cliniques recherchez-vous en faveur d'une arthrose fémoro patellaire ?

A - Douleur médiale
B - Douleur déclenchée par la montée des escaliers
C - Signe du rabot
D - Douleur à la palpation de l'interligne médial
E - Douleur au toucher rotulien

QCM 5	Quels examens radiologiques complémentaires prescrivez-vous ?

A - Aucun
B - Clichés en schuss
C - Incidence fémoro patellaire
D - Clichés du genou controlatéral
E - Radiographie de bassin de face

QCM 6	Quel traitement de première intention pouvez-vous proposer ?

A - Traitement fonctionnel
B - Traitement orthopédique
C - Traitement chirurgical
D - Arthroplastie de genou
E - Balnéothérapie

QCM 7	Quelques semaines plus tard, alors que la situation clinique s'était améliorée, votre patiente vient vous voir car depuis la veille, la douleur est très forte et le genou a doublé de volume. Quel est votre première suspicion diagnostique ?

A - Arthrite septique
B - Ostéomyélite
C - Poussée d'arthrose
D - Arthropathie microcristalline
E - Goutte en poussée

QCM 8	A l'examen, vous notez un genou gros et douloureux et un choc rotulien. Quel examen complémentaire demandez-vous ?

A - Radiographie de genou gauche face + profil en charge
B - TDM de genou
C - Ponction articulaire
D - NFS
E - IRM de genou

Question à réponse fermée (et non) 6 :
Quelques semaines plus tard, alors que la situation clinique s'était améliorée, votre patiente vient vous voir car depuis la veille, la douleur est très forte et le genou a doublé de volume. Quel est votre première suspicion diagnostique ?

Question à réponse fermée (et non) 7 :
A l'examen, vous notez un genou gros et douloureux et un choc rotulien. Quel examen complémentaire demandez-vous ?

Question à réponse fermée (et non) 8 :
Le laboratoire vous donne le résultat suivant : liquide visqueux, pauvre en protéines, riche en acide hyaluronique, cellularité < 1000 /mm3. Comment interprétez-vous ce résultat ?

QCM 9	Vous décidez d'opérer la patiente, que faites vous à propos de son traitement actuel ?

A - Arrêt en préopératoire 15 jours avant l'acte
B - Arrêt en préopératoire 5 jours avant l'acte
C - INR cible < 1,5 en per opératoire
D - INR cible < 1,2 en per opératoire
E - Relai peropératoire par héparine non nécessaire

QCM 10	La veille de la chirurgie l'INR de votre patiente est 1,8. Que faites – vous ?

A - Annulation et report de la chirurgie de 24 heures
B - Refaire le contrôle le matin de l'intervention
C - 5 mg de vitamine K per os et refaire le contrôle le matin de l'intervention
D - CCP et refaire le contrôle le matin de l'intervention
E - Rien, l'INR < 2 est suffisant pour autoriser la chirurgie

☑			QCM — Grille de correction QCM (Questions à choix multiples)
QCM 1	A -	V	• Il faut bien connaître les différentes incidences radiologiques du genou. Il y a en a plusieurs à connaître. Chacune d'elle permet de voir une région du genou et la pathologie associée.
	B -	F	
	C -	F	
	D -	V	
	E -	F	
QCM 2	A -	F	• Coxarthrose = arthrose de la hanche • Gonarthrose = arthrose du genou • On ne peut pas faire le diagnostic d'arthrose fémoro-patellaire sur ces clichés. • L'interligne articulaire est pincé au niveau du compartiment médial.
	B -	F	
	C -	V	
	D -	F	
	E -	F	
QCM 3	A -	V	• Question de cours, pas de piège. • L'examen clinique dans le genou est fondamental ! • Il est d'une grande aide diagnostique.
	B -	F	
	C -	F	
	D -	V	
	E -	F	
QCM 4	A -	F	• Même remarque pour cette question.
	B -	V	
	C -	V	
	D -	F	
	E -	V	
QCM 5	A -	F	• Toujours demander des clichés bilatéraux et comparatifs dans les pathologies arthrosiques!
	B -	V	
	C -	V	
	D -	V	
	E -	F	
QCM 6	A -	V	• Il est légitime de proposer un traitement médical en première intention dans la pathologie arthrosique. • Le traitement chirurgical est envisagé après échec du traitement médical.
	B -	F	
	C -	F	
	D -	F	
	E -	V	
QCM 7	A -	F	• Nous sommes dans un cas clinique typique d'arthrose. • La patiente n'a pas de fièvre, et n'a pas d'antécédent particulier devant faire évoquer une arthropathie microcristalline. • Allez au plus simple !
	B -	F	
	C -	V	
	D -	F	
	E -	F	
QCM 8	A -	F	• Epanchement articulaire = ponction articulaire • La question est au singulier!
	B -	F	
	C -	V	
	D -	F	
	E -	F	
QCM 9	A -	F	• La question des traitements anticoagulants est TRES à la mode ! C'est tombé à l'ECN 2013 mais cela ne veut pas dire que ça ne retombera pas dans les années suivantes. • Un conseil : connaître ce sujet par cœur sur le bout des doigts. Vous ne devez avoir aucune hésitation sur ce sujet le jour J.
	B -	V	
	C -	V	
	D -	F	
	E -	F	
QCM 10	A -	F	• Le CCP n'est utilisé qu'en cas d'hémorragie active. • Même remarque que précédemment ! • Consulter le site de la HAS, les recommandations sont très bien faites sur ce sujet.
	B -	F	
	C -	V	
	D -	F	
	E -	F	

Chaque réponse est cotée 2 points
Total du dossier QCM sur 100

Grille de correction QRF & QRNF
(Questions à réponses fermées et non fermées)

1	*Grille par question du dossier QRF & QRNF* — Le sous-total de cette question est de ➡	14
•	Radiographie du genou droit de face et de profil	2
•	Pincement articulaire localisé au compartiment interne	2
•	Ostéocondensation de l'os sous chondral	2
•	Géodes sous chondrales	2
•	Ostéophytose	2
•	Gonarthrose droite	4

Commentaires : Attention à ne pas oublier de donner votre diagnostic.

2	*Grille par question du dossier QRF & QRNF* — Le sous-total de cette question est de ➡	10
•	Localisation de la douleur :	2
•	Latérale ou médiale	2
•	Facteur déclenchant : marche en terrain accidenté ou plat	2
•	Douleur à la palpation de l'interligne fémoro tibiale	2
•	Médiale ou latérale	2

Commentaires : ne pas oublier le membre controlatéral, examen bilatéral et symétrique

3	*Grille par question du dossier QRF & QRNF* — Le sous-total de cette question est de ➡	15
•	Localisation de la douleur :	2
•	Antérieure	2
•	Facteur déclenchant : montée et descente des escaliers,	2
•	Position assise prolongée (signe du cinéma)	2
•	Douleur à la percussion de la rotule	2
•	Douleur au toucher rotulien	2
•	Douleur à l'extension contrariée du genou	2
•	Signe du rabot	2

Commentaires : examen bilatéral et symétrique

4	*Grille par question du dossier QRF & QRNF* — Le sous-total de cette question est de ➡	10
•	OUI (=PMZ)	
•	Clichés du genou controlatéral	4
•	Clichés en Schuss	2
•	Incidence fémoro patellaire	4

Commentaires : sur les clichés ci joint, on ne peut pas voir d'arthrose fémoro patellaire

5	*Grille par question du dossier QRF & QRNF* — Le sous-total de cette question est de ➡	21
•	Règles hygiéno – diététiques	2
•	Kinésithérapie douce	4
•	Antalgiques :	2
•	Paracétamol	2
•	SI PRESCRITPION D'AINS SANS PRECISION = MIS ZERO	
•	AINS avec contrôle rapproché de l'INR et de la fonction rénale (Contre-indication AINS acceptée)	5
•	Associé à un inhibiteur de la pompe à proton (IPP)	4
•	Education : économie articulaire	2

Commentaires : interaction AINS – AVK (potentialisation de l'effet des AVK avec risque hémorragique)

6	*Grille par question du dossier QRF & QRNF* — Le sous-total de cette question est de ➡	10
•	Gonarthrose en poussée	10

Commentaires : il n'y a pas de fièvre, ne l'inventez pas! Le premier diagnostic n'est pas l'arthrite ici.

7	*Grille par question du dossier QRF & QRNF*	Le sous-total de cette question est de ➡	**10**
•	Ponction articulaire		4
•	Examen bactériologique		2
•	Examen cytologique		2
•	Examen biochimique		2
	Commentaires : épanchement = ponction articulaire		

8	*Grille par question du dossier QRF & QRNF*	Le sous-total de cette question est de ➡	**10**
•	Liquide articulaire		5
•	Mécanique		5
	Commentaires : absence de germes, absence de réponse inflammatoire (même en cas de poussée "inflammatoire" d'arthrose)		

Total du dossier QRF & QRNF sur 100

Fiche CONSENSUS

Prise en charge des surdosages en antivitamines K en milieu hospitalier (Avril 2008)

- CHIRURGIE ET ACTES INVASIFS :
  - Actes responsables de saignements de faible intensité et aisément contrôlés, pouvant être réalisés sans interrompre les AVK :
    - x Conditions : INR compris entre 2 et 3 (à contrôler avant le geste), absence de risque médical associé.
    - x Actes : chirurgie cutanée, chirurgie de la cataracte, actes de rhumatologie à faible risque hémorragique, certains actes de chirurgie bucco-dentaire, certains actes d'endoscopie digestive
  - Actes programmés nécessitant l'interruption des AVK (objectif : INR au moment de l'intervention < 1,5 ou < 1,2 si neurochirurgie) :
    - x ACFA sans antécédent embolique et MTEV à risque modéré : arrêt des AVK sans relais préopératoire par héparine.
    - x Valves mécaniques (tout type), ACFA avec antécédent embolique, MTEV à haut risque : arrêt des AVK et relais préopératoire par héparine à dose curative.
- RELAIS PRÉOPÉRATOIRE EN CAS D'ACTE PROGRAMMÉ
  - Mesurer l'INR 7 à 10 jours avant l'intervention :
    - x Si l'INR est en zone thérapeutique, arrêt des AVK 4 à 5 jours avant l'intervention et introduction des héparines à dose curative : 48 h après la dernière prise de fluindione
    - x Si l'INR n'est pas en zone thérapeutique, l'avis de l'équipe médico-chirurgicale doit être pris pour adapter les modalités du relais.
  - Mesurer l'INR la veille de l'intervention :
    - x Les patients ayant un INR supérieur à 1,5 la veille de l'intervention reçoivent 5 mg de vitamine K per os.
    - x Un INR de contrôle est réalisé le matin de l'intervention.
  - L'arrêt préopératoire des héparines est recommandé comme suit :
    - x HNF intraveineuse à la seringue électrique : arrêt 4 à 6 h avant la chirurgie
    - x HNF sous-cutanée : arrêt 8 à12 h avant la chirurgie
    - x HBPM : dernière dose 24 h avant l'intervention.

ITEMS TOMBES			
Dossier QRF et QRNF			Intitulé de l'item (Programme avant l'ECN 2015)
Partie	Module	N°	
1	5	57	Arthrose
1	11	182	Accident des anticoagulants

Dossier QCM		Intitulé de l'item (Programme après l'ECN 2016)
UE	N°	
5	125	Arthrose
10	326	Prescription et surveillance des classes de médicaments les plus courantes chez l'adulte et chez l'enfant. Connaître pour chacune les mécanismes d'action de classe et des produits individuels, les principes du bon usage, les critères de choix d'un médicament en première intention, les causes d'échec, les principaux effets indésirables et interactions : anti-thrombotiques.

☑ *J'inscris mes notes personnelles pour mieux progresser*

N° 21

Après 2016

Avant 2015

MON DOSSIER PASSERELLE

Je choisis mon type d'évaluation en fonction de la date de mon concours

	ECN avant 2015	ECN après 2016
QRF QRNF	+++	+ /- Pour comprendre ! Pour certains partiels !
QCM	-	+++

M. T âgé de 50 ans est victime d'un accident de la voie publique à haute cinétique. Il a été frappé de plein fouet par une voiture qui roulait à 50 km/heure en ville, alors qu'il traversait tranquillement sur un passage piéton.

Vous êtes le médecin sur place du SAMU.

Le patient présente un Glasgow à 12, une hémorragie externe importante du cuir chevelu et une déformation du membre inférieur droit.

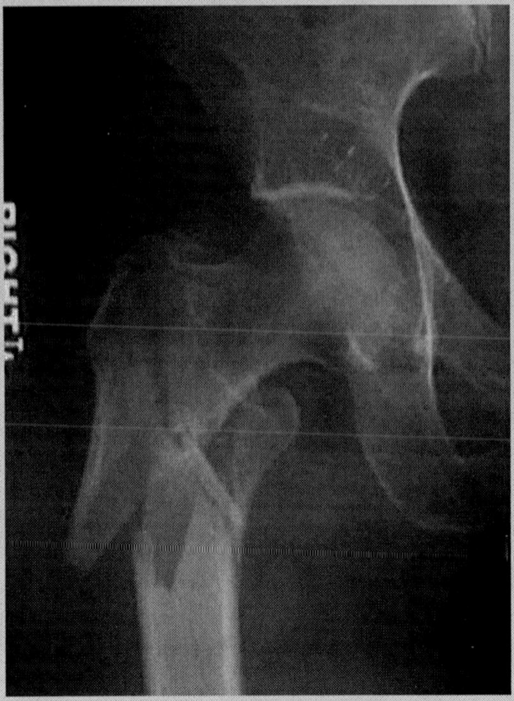

Dossier QCM
(Questions à choix multiples)

QCM 1	Si vous êtes un passant dans la rue, dans quel ordre procédez-vous ?

A - Secourir-alerter-protéger
B - Alerter-protéger-secourir
C - Alerter-secourir-protéger
D - Protéger-alerter-secourir
E - Protéger-secourir-alerter

QCM 2	En tant que médecin du SAMU, quelles sont les 4 mesures que vous prenez immédiatement ?

A - Mise en position latérale de sécurité
B - Immobilisation de la jambe
C - Pose d'une VVP
D - Contrôle de l'hémorragie externe
E - Maintien de l'axe tête cou tronc

Dossier QRF & QRNF
(Questions à réponses fermées et non fermées)

<u>Question à réponse fermée (et non) 1 :</u>
Avant tout autre examen, quelles sont les 4 mesures que vous prenez ?

<u>Question à réponse fermée (et non) 2 :</u>
Comment complétez-vous votre examen clinique d'urgence ?

<u>Question à réponse fermée (et non) 3 :</u>
Votre patient est stable. Sa jambe est immobilisée, et il est amené au SAU. Vous évaluez alors son Glasgow à 15 et suturez rapidement une plaie du cuir chevelu sous antalgie adaptée. Pendant que vous travaillez, votre patient perd connaissance et sa tension chute brutalement à 50/35 mmHg. Quel diagnostic évoquez-vous en première intention ?

QCM 3	Votre patient est stable hémodynamiquement. Sa jambe est immobilisée, et il est amené au SAU. Vous évaluez alors son Glasgow à 15 et suturez rapidement une plaie du cuir chevelu sous antalgie adaptée. Pendant que vous travaillez, votre patient perd connaissance et sa tension chute brutalement à 50/35 mmHg. Quel diagnostic évoquez-vous en première intention

A - Choc hémorragique
B - Malaise vagal
C - Accident vasculaire cérébral
D - Crise d'épilepsie
E - Arrêt cardiaque

QCM 4	Votre diagnostic se confirme, que faites-vous ?

A - Massage cardiaque
B - Urgence chirurgicale
C - IRM cérébrale en urgence
D - Soulever les jambes
E - Commande de culots globulaires rouges

QCM 5	M. T se remet de cet épisode grâce à vos bons soins. Vous examinez le membre inférieur qui est raccourcis et en rotation externe. Quels examens radiologiques complémentaires demandez-vous ?

A - Radiographie de bassin de face
B - TDM corps entier
C - Radiographie de hanche droite face + profil
D - TDM cérébrale avec injection
E - TDM cérébrale sans injection

QCM 6	Vous obtenez l'examen ci-joint, interprétez-le.

A - Fracture de l'extrémité inférieure du fémur droit
B - Fracture trochantéro-diaphysaire droite
C - Fracture per-trochantérienne droite
D - Fracture cervicale vraie Garden 3 droite
E - Fracture inter –trochantérienne droite

QCM 7	Quelle est votre attitude thérapeutique ?

A - Arthroplastie de hanche
B - Ostéosynthèse
C - Traitement orthopédique
D - Traitement chirurgical conservateur
E - Traitement chirurgical non conservateur

<u>Question à réponse fermée (et non) 4 :</u>
Que faites-vous ?

<u>Question à réponse fermée (et non) 5 :</u>
M. T se remet de cet épisode. Vous examinez le membre inférieur qui est raccourcis et en rotation externe. Quels examens radiologiques complémentaires demandez-vous ?

<u>Question à réponse fermée (et non) 6 :</u>
Vous obtenez l'examen ci-joint, interprétez-le.

<u>Question à réponse fermée (et non) 7 :</u>
Quelle est votre attitude thérapeutique ?

<u>Question à réponse fermée (et non) 8 :</u>
En cas d'instabilité hémodynamique chez un polytraumatisé sans hémorragie extériorisée, quel(s) examen(s) d'imagerie devez-vous réalisez ?

QCM 8	En cas d'instabilité hémodynamique chez un polytraumatisé sans hémorragie extériorisée, quel(s) examen(s) d'imagerie devez-vous réalisez ?

A - TDM corps entier sans injection
B - TDM corps entier avec injection
C - Radiographie de bassin de face
D - Echographie abdominale
E - Echographie cardiaque

QCM 9	A 48 heures post opératoire, M. T présente brutalement une polypnée à 50/min, une saturation de 75 %, une fréquence cardiaque de 140 BPM. Vous pensez immédiatement à une embolie pulmonaire massive. Que faites-vous ?

A - Appel du réanimateur
B - Appel de la radio pour angio TDM thoracique
C - Oxygénothérapie au masque
D - ECG
E - Echographie cardiaque trans thoracique

QCM 10	M. T décède quelques heures plus tard de cette complication, quels sont les éléments devant être présent sur le certificat de décès ?

A - Identité du patient
B - Signature d'un médecin thésé
C - Signature d'un médecin
D - Cause du décès
E - Heure et date du décès

Grille de correction QCM
(Questions à choix multiples)

QCM	Réponse		Commentaires
QCM 1	A -	F	• Il faut se protéger puis protéger le patient. • Il faut tout de suite appeler le 15 ! • Puis, une fois que vous êtes dans de bonnes conditions, vous pouvez secourir.
	B -	F	
	C -	F	
	D -	V	
	E -	F	
QCM 2	A -	V	• Procédez par élimination pour ce genre de question. • On vous donne le nombre de bonnes réponses. • En réalité, le tout se fait de façon concomitante, mais il est important que les choses soient hiérarchisées pour vous.
	B -	V	
	C -	F	
	D -	V	
	E -	V	
QCM 3	A -	F	• Attention à ne pas chercher des diagnostics compliqués et visualisez la situation : vous êtes aux urgences en train de suturer un homme qui vient d'avoir un AVP .... Il a le droit de faire son petit malaise vagal ! • Une chute de tension aussi brutale alors qu'il n'y avait pas du tout de problèmes avant, n'est très probablement pas un choc hémorragique !
	B -	V	
	C -	F	
	D -	F	
	E -	F	
QCM 4	A -	F	• Si vous avez le bon diagnostic, il n'y a aucun raison pour que cette question vous pose problème.
	B -	F	
	C -	F	
	D -	V	
	E -	F	
QCM 5	A -	V	• On cherche une fracture de l'extrémité supérieure du fémur. • Traumatisme à haute cinétique = TDM corps entier. • Traumatisme crânien = recherche d'un saignement intra crânien = TDM cérébrale SANS injection. • Hyperdensité spontanée du sang frais au TDM.
	B -	V	
	C -	V	
	D -	F	
	E -	V	
QCM 6	A -	F	• Lisez bien les questions : supérieure / inférieure !
	B -	F	
	C -	F	
	D -	F	
	E -	V	
QCM 7	A -	F	• Fracture trochantérienne = toujours ostéosynthèse.
	B -	V	
	C -	F	
	D -	V	
	E -	F	
QCM 8	A -	F	• Contre indication absolue du TDM en cas d'instabilité hémodynamique!
	B -	F	
	C -	V	
	D -	V	
	E -	F	
QCM 9	A -	V	• Contre indication absolue du TDM en cas d'instabilité hémodynamique !
	B -	F	
	C -	V	
	D -	V	
	E -	V	
QCM 10	A -	V	• Petite question pour vous rappeler qu'un interne ne peut pas signer un certificat de décès.
	B -	V	
	C -	F	
	D -	V	
	E -	V	

Chaque réponse est cotée 2 points
Total du dossier QCM sur 100

Grille de correction QRF & QRNF
(Questions à réponses fermées et non fermées)

1	*Grille par question du dossier QRF & QRNF* — Le sous-total de cette question est de ➡	14
•	Maintien de la rectitude de l'axe tête cou tronc	5
•	Mise à l'abri / protection du patient	2
•	Position latérale de sécurité (PLS)	5
•	Contrôle de l'hémorragie externe	2
	<u>Commentaires</u> : polytraumatisme = maintien de la l'axe tête cou tronc / trouble de la conscience = PLS	

2	*Grille par question du dossier QRF & QRNF* — Le sous-total de cette question est de ➡	30
•	Examen neurologique :	4
•	Reflexe photomoteur	2
•	Symétrie pupillaire	2
•	Examen cardio- circulatoire :	4
•	Pouls	2
•	Tension artérielle	2
•	Saturation en 02	2
•	Temps de recoloration cutanée	2
•	Examen respiratoire :	2
•	Fréquence respiratoire	1
•	Signes de lutte	1
•	Respiration paradoxale	1
•	Ostéoarticulaire : membre inférieur droit	2
•	Pouls périphériques	1
•	Etat cutané	1
	<u>Commentaires</u> : on recherche les éléments de gravité = pronostic vital et fonctionnel	

3	*Grille par question du dossier QRF & QRNF* — Le sous-total de cette question est de ➡	5
•	Malaise vagal	5
	<u>Commentaires</u> : chute brutale de tension artérielle au cours d'un geste de suture … classique ! Il faut savoir y penser.	

4	*Grille par question du dossier QRF & QRNF* — Le sous-total de cette question est de ➡	9
•	Appeler de l'aide	1
•	Arrêt du geste en cours	1
•	Evaluation de la conscience	1
•	Evaluation de la coloration cutanée	1
•	Evaluation des constantes (pouls, saturation, fréquence respiratoire)	1
•	Soulever les jambes	2
•	ECG	2

5	*Grille par question du dossier QRF & QRNF* — Le sous-total de cette question est de ➡	6
•	TDM corps entier sans et avec injection de produit de contraste	2
•	TDM cérébrale sans injection de produit de contraste	2
•	Radiographie du membre inférieur droit face + profil	1
•	Radiographie du bassin de face	1
	<u>Commentaires</u> : TDM corps entier car traumatisme à haute cinétique	

6	*Grille par question du dossier QRF & QRNF* — Le sous-total de cette question est de ➡	7
•	Radiographie de hanche droite de face	1
•	Fracture de l'extrémité supérieure du fémur droit	2
•	Fracture inter-trochantérienne droite	4
	<u>Commentaires</u> : les 2 trochanters ne sont pas fracturés	

7	*Grille par question du dossier QRF & QRNF* — Le sous-total de cette question est de ➡	20
	• Hospitalisation	1
	• Urgence thérapeutique	2
	• A jeun	2
	• VVP	1
	• Bilan pré –opératoire	2
	• SAT-VAT	2
	• Traitement chirurgical	2
	• Traitement conservateur	2
	• Réduction au bloc opératoire sous amplificateur de brillance	1
	• Contention du foyer de fracture	1
	• Ostéosynthèse	2
	• Rééducation précoce	1
	• Surveillance	1
	Commentaires : Il s'agit toujours de la même séquence, faites attention à être complet dans vos réponses	
8	*Grille par question du dossier QRF & QRNF* — Le sous-total de cette question est de ➡	9
	• Echographie abdominale	5
	• Radiographie de bassin de face	4
	• SI TDM = ZERO A LA QUESTION	
	Commentaires : contre indication absolue du TDM en cas d'instabilité hémodynamique !	

Total du dossier QRF & QRNF sur 100

ITEMS TOMBES

Dossier QRF et QRNF			Intitulé de l'item (Programme avant l'ECN 2015)
Partie	**Module**	**N°**	
1	11	201	**Evaluation de la gravité et recherche des complications précoces. Identifier les situations d'urgence et planifier**
2	-	209	**Malaise, perte de connaissance, crise comitiale chez l'adulte**
2	-	239	**Fracture de l'extrémité supérieure du fémur chez l'adulte**

Dossier QCM		Intitulé de l'item (Programme après l'ECN 2016)
UE	**N°**	
11	329	**Prise en charge immédiate pré-hospitalière et à l'arrivée à l'hôpital, évaluation des complications chez un polytraumatisé**
11	337	**Malaise, perte de connaissance, crise comitiale chez l'adulte**
11	359	**Fractures fréquentes de l'adulte et du sujet âgé**
8	224	**Thrombose veineuse profonde et embolie pulmonaire**
1	9	**Certificats médicaux. Décès et législation. Prélèvements d'organes et législation**

N° 22 Après 2016 Avant 2015 ECN

MON DOSSIER PASSERELLE

Je choisis mon type d'évaluation — en fonction de la date de mon concours

	ECN avant 2015	ECN après 2016
QRF QRNF	+++	+ /- Pour comprendre ! Pour certains partiels !
QCM	-	+++

M. X âgé de 56 ans, est victime d'un accident de la voie publique. Alors qu'il était à vélo, il s'est fait renverser par un scooter.

M. X est amené par les pompiers au SAU de votre hôpital. Il n'y a pas eu de traumatisme crânien, pas de perte de conscience, et les constantes sont normales.

M. X présente une fracture du fémur gauche que les pompiers ont immobilisé pendant le transport. Il n'y a pas de lésion cutanée.

Votre patient est traité par oméprazole pour un reflux gastro œsophagien et a été opéré d'une fracture du poignet il y a deux ans.

Il fume un paquet de cigarette par jour. Il est au chômage.

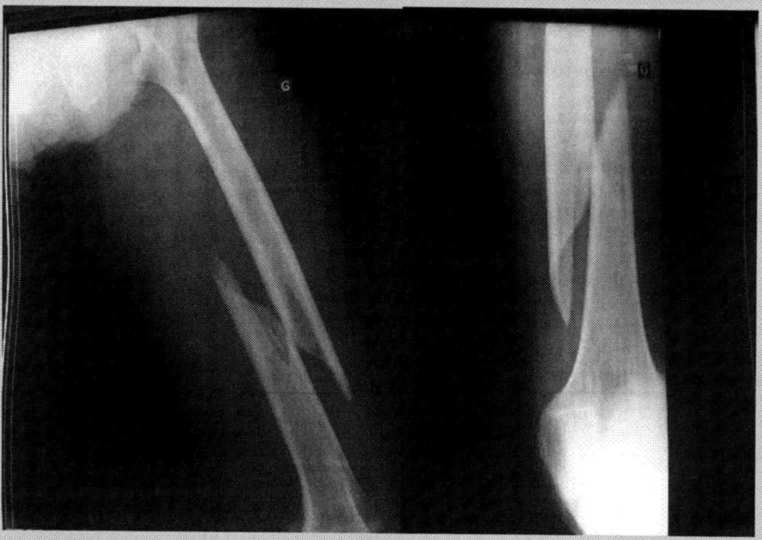

Dossier QCM
(Questions à choix multiples)

QCM 1	Décrivez la fracture :

A - Complexe
B - Simple
C - Transversale
D - Fermée
E - Ouverte

QCM 2	Décrivez la fracture :

A - Spiroïde
B - Oblique
C - Comminutive
D - Métaphysaire
E - Déplacée

Dossier QRF & QRNF
(Questions à réponses fermées et non fermées)

<u>Question à réponse fermée (et non) 1 :</u>
Décrivez la fracture.

Question à réponse fermée (et non) 2 :
Décrivez l'examen clinique de la jambe traumatisée.

Question à réponse fermée (et non) 3 :
Il n'y a pas de complication, quelle est votre prise en charge thérapeutique ?

Question à réponse fermée (et non) 4 :
24 heures plus tard, l'infirmière vous appelle pour vous montrer les constantes suivantes : FR = 30 / min, Sat = 90 %, FC = 105 BPM, TA = 120/80 mmHg, T° 37,5°C. Quelles anomalies repérez-vous ?

QCM 3	Que recherchez-vous à l'examen clinique :

A - Pouls périphériques
B - Testing du releveur du pied gauche
C - Amyotrophie quadricipitale
D - Lésion cutanée Cauchoix 1
E - Signes respiratoires pathologiques

QCM 4	Il n'y a pas de complication, quelle prise en charge thérapeutique pouvez-vous proposer ?

A - Réduction en urgence au SAU et immobilisation
B - Réduction en urgence au bloc opératoire et contention
C - Ostéosynthèse foyer fermé
D - Ostéosynthèse foyer ouvert
E - Arrêt de l'oméprazole

QCM 5	24 heures plus tard, l'infirmière vous appelle pour vous montrer les constantes suivantes : FR = 30 / min, Sat = 90 %, FC = 105 BPM, TA = 120/80 mmHg, T° 37,5°C. Quelles anomalies repérez-vous ?

A - Hypotension artérielle
B - Hyperthermie
C - Hypoxémie
D - Tachycardie sinusale
E - Désaturation en air ambiant

QCM 6	Vous allez examiner votre patient, et vous remarquez qu'il présente également une confusion et une agitation. A l'examen respiratoire, vous remarquer un tirage sous costal et un balancement thoraco-abdominal. Il présente également une hyperhémie conjonctivale. Quels diagnostics évoquez-vous ?

A - Embolie graisseuse
B - Hématome extra dural aigu
C - Embolie pulmonaire
D - Pneumopathie nosocomiale
E - Infection du site opératoire

QCM 7	Quels examens demandez-vous en faveur de l'embolie graisseuse ?

A - Fond d'œil
B - Radiographie de thorax
C - CRP
D - DDimères
E - Gaz du sang

Question à réponse fermée (et non) 5 :
Quels diagnostics évoquez-vous ? (3 réponses)

Question à réponse fermée (et non) 6 :
Vous allez examiner votre patient, et vous remarquez qu'il présente également une confusion et une agitation. A l'examen respiratoire, vous remarquer un tirage sous costal et un balancement thoraco-abdominal. Il présente également une hyperhémie conjonctivale. Quels examens demandez-vous ?

Question à réponse fermée (et non) 7 :
Analysez les résultats suivants :
Hb : 12,5 G/DL, CRP = 10 mg/l, VS = 70, TP=50%, TCA x 2 le témoin, opacités floconneuses diffuses à la radiographie de thorax, hémorragies rétiniennes au fond d'œil, D-dimère négatifs.

Question à réponse fermée (et non) 8 :
Quel est votre diagnostic ?

QCM 8	Quels examens demandez-vous en faveur de l'embolie pulmonaire ?

A - Fond d'œil
B - Radiographie de thorax
C - CRP
D - DDimères
E - Gaz du sang

QCM 9	Les résultats suivants sont les suivants : Hb : 12,5 G/DL, CRP = 10 mg/l, VS = 70, TP=50%, TCA x 2 le témoin, opacités floconneuses diffuses à la radiographie de thorax, hémorragies rétiniennes au fond d'œil, D-dimère négatifs. Quel diagnostic retenez-vous ?

A - Embolie graisseuse
B - Hématome extra dural aigu
C - Embolie pulmonaire
D - Pneumopathie nosocomiale
E - Infection du site opératoire

QCM 10	Comment cette pathologie aurait pu être évitée ?

A - Prise en charge chirurgicale précoce
B - HBPM dose curative en post opératoire
C - Arrêt de l'oméprazole en préopératoire
D - Antibiothérapie prophylaxique peropératoire
E - TDM corps entier à l'arrivée au SAU

☑		QCM	Grille de correction QCM (Questions à choix multiples)
QCM 1	A -	F	• Simple = un seul trait de fracture.
	B -	V	
	C -	F	
	D -	V	
	E -	F	
QCM 2	A -	V	• Elle est clairement déplacée ! Pas d'hésitation possible. • Les deux incidences vous permettent de trancher entre spiroïde et oblique.
	B -	F	
	C -	F	
	D -	F	
	E -	V	
QCM 3	A -	V	• Cauchoix 1 : on cherche une lésion cutané faite par le déplacement de l'os (de l'intérieur vers l'extérieur) • On cherche des signes respiratoires car le risque ++ de ce genre de fracture est l'embolie graisseuse!
	B -	V	
	C -	F	
	D -	V	
	E -	V	
QCM 4	A -	F	• On peut réaliser les deux types d'ostéosynthèses, ce n'est pas à votre niveau qu'on décide ce type d'intervention. • Aucun raison d'arrêter l'oméprazole. • Il s'agit d'une urgence chirurgicale absolue !
	B -	V	
	C -	V	
	D -	V	
	E -	F	
QCM 5	A -	F	• On ne peut pas dire si la tachycardie est sinusale ou non : seul l'ECG permet de préciser. • Seuls les gaz du sang permettent de donner le diagnostic d'hypoxémie et pas la saturation.
	B -	F	
	C -	F	
	D -	F	
	E -	V	
QCM 6	A -	V	• Agitation et confusion post traumatique = toujours évoquer l'hématome extra dural ! • On ne parle pas de nosocomial ici car le patient est hospitalisé depuis moins de 48 heures. • Aucune raison de suspecter une infection du site opératoire ici. • Toujours évoquer l'embolie pulmonaire dans ce contexte fortement thrombo-emboligène. • Embolie graisseuse = complication typique et gravissime de la fracture du fémur.
	B -	V	
	C -	V	
	D -	F	
	E -	F	
QCM 7	A -	V	• Détresse respiratoire = radio de thorax et gaz du sang systématiquement. • Rechercher des hémorragies rétiniennes au fond d'œil (lisez les sujets en entier, on vous donne le résultat d'un fond d'œil ....)
	B -	V	
	C -	F	
	D -	F	
	E -	V	
QCM 8	A -	F	• Examens typiques à faire en cas de suspicion d'EP.
	B -	V	
	C -	F	
	D -	V	
	E -	V	
QCM 9	A -	V	• Pas d'argument en faveur d'une embolie pulmonaire (DDimères négative), ni d'une pneumopathie. • Troubles de l'hémostase. • Anémie. • Syndrome alvéolaire diffus à la radiographie de thorax.
	B -	F	
	C -	F	
	D -	F	
	E -	F	
QCM 10	A -	V	• Le seul moyen d'éviter l'embolie graisseuse est de réduire la fracture en urgence au bloc opératoire.
	B -	F	
	C -	F	
	D -	F	
	E -	F	

Chaque réponse est cotée 2 points
Total du dossier QCM sur 100

Grille de correction QRF & QRNF
(Questions à réponses fermées et non fermées)

1	Grille par question du dossier QRF & QRNF — Le sous-total de cette question est de ➡	9
•	Déplacée	2
•	Diaphyse du fémur gauche	1
•	Fermée	2
•	Trait simple	2
•	Spiroïde	2
	Commentaires : localisation – type – forme du trait	

2	Grille par question du dossier QRF & QRNF — Le sous-total de cette question est de ➡	12
•	Recherche de complications cutanées	1
•	Recherche de complications nerveuses :	2
•	Examen de la sensibilité	1
•	Examen de la motricité	1
•	Recherche de complications vasculaires :	2
•	Palpation des pouls périphériques	1
•	Rechercher un syndrome des loges :	2
•	Palpation des loges musculaires	1
•	EVA	1
	Commentaires : toujours la même séquence = peau-pouls-nerf	

3	Grille par question du dossier QRF & QRNF — Le sous-total de cette question est de ➡	17
•	URGENCE (=PMZ)	
•	Hospitalisation	1
•	Traitement chirurgical	2
•	Réduction au bloc opératoire sous amplificateur de brillance	3
•	Contention du foyer de fracture par ostéosynthèse	3
•	Antalgique	1
•	Prévention des complications thromboemboliques	2
•	HBPM à dose préventive	2
•	En l'absence d'insuffisance rénale	1
•	Rééducation précoce	1
•	Surveillance	1
	Commentaires : HBPM autorisée si clairance > 30 ml/min	

4	Grille par question du dossier QRF & QRNF — Le sous-total de cette question est de ➡	3
•	Tachycardie	1
•	Polypnée	1
•	Désaturation en 02	1
	Commentaires : pas d'anomalie tensionnelle!	

5	Grille par question du dossier QRF & QRNF — Le sous-total de cette question est de ➡	10
•	Maladie thrombo – embolique :	1
•	Embolie pulmonaire (EP)	2
•	Gravité moyenne	1
•	Probabilité clinique forte	1
•	Embolie graisseuse	3
•	Pneumopathie infectieuse	2
	Commentaires : toujours préciser la probabilité clinique dans l'EP et la gravité	

6	*Grille par question du dossier QRF & QRNF*	Le sous-total de cette question est de ➡	**28**
	• Radiographie de thorax		2
	• Gaz du sang		2
	• D-dimère		2
	• Angio scanner thoracique		2
	• ECG		2
	• NFS		2
	• CRP		2
	• Hémocultures		2
	• Examen cytobactériologique des crachats		2
	• TP, TCA		2
	• Ionogramme sanguin		2
	• Créatininémie		2
	• Fond d'œil		2
	• VS		2
	<u>*Commentaires*</u> : examens pour chaque suspicion diagnostique		
7	*Grille par question du dossier QRF & QRNF*	Le sous-total de cette question est de ➡	**11**
	• Anémie		2
	• Trouble de l'hémostase		2
	• Syndrome alvéolaire diffus		2
	• Absence de maladie thromboembolique		2
	• Syndrome inflammatoire		2
	• avec dissociation CRP et VS		1
	<u>*Commentaires*</u> : analyser les résultats simplement, pas de piège dans cette question !		
8	*Grille par question du dossier QRF & QRNF*	Le sous-total de cette question est de ➡	**10**
	• Embolie graisseuse		10
	<u>*Commentaires*</u> : les DDimères négatifs éliminent l'EP et la CRP ainsi que la radiographie éliminent la pneumopathie.		

Total du dossier QRF & QRNF sur 100

Fiche SYNTHESE
Embolie graisseuse

- Terrain :
  - Adulte jeune
  - Fracture de la diaphyse des os longs (fémur dans plus de 80 % des cas)
  - Retard thérapeutique / mauvaise réduction
- Clinique :
  - Intervalle libre 24-48 heures
  - Début brutal
  - Signes de détresse respiratoire
  - Signes neurologiques :
    - x Troubles de la conscience
    - x Hypertonie avec décérébration et spasmes en extension
    - x Signes neurovégétatifs centraux
  - Signes oculaires :
    - x Hémorragies rétiniennes, œdème maculaire
  - Signes cutanéomuqueux :
    - x Purpura cervico-thoracique
    - x Hémorragies sous conjonctivales
- Paraclinique :
  - Radiographie de thorax :
    - x Syndrome alvéolaire diffus
    - x Puis alvéolo-interstitiel

- NFS :
  - x Anémie
  - x Hyperleucocytose
- Troubles de l'hémostase :
  - x CIVD

- Diagnostic différentiel :
  - Hématome extra dural
  - Embolie pulmonaire
  - Pneumopathie
- Traitement :
  - Réduction de la fracture
  - Réanimation
  - Traitements symptomatiques

ITEMS TOMBES

Dossier QRF et QRNF			Intitulé de l'item (Programme avant l'ECN 2015)
Partie	Module	N°	
1	11	201	Evaluation de la gravité et recherche des complications précoces. Identifier les situations d'urgence et planifier
1	11	193	Détresse respiratoire aiguë du nourrisson de l'enfant et de l'adulte
1	11	199	Etat confusionnel et trouble de conscience

Dossier QCM		Intitulé de l'item (Programme après l'ECN 2016)
UE	N°	
11	359	Fractures fréquentes de l'adulte et du sujet âgé
11	329	Prise en charge immédiate pré-hospitalière et à l'arrivée à l'hôpital, évaluation des complications chez un traumatisé des membres
11	338	Etat confusionnel et trouble de conscience chez l'adulte et chez l'enfant
11	354	Détresse respiratoire aigüe du nourrisson, de l'enfant et de l'adulte

☑ J'inscris mes notes personnelles pour mieux progresser

Je choisis mon type d'évaluation en fonction de la date de mon concours

	ECN avant 2015	ECN après 2016
QRF QRNF	+++	+ /- Pour comprendre ! Pour certains partiels !
QCM	-	+++

N° 23 Après 2016 Avant 2015 ECN

MON DOSSIER PASSERELLE

Vous recevez Jo âgé de 13 ans dans votre cabinet de consultation. Sa mère qui l'accompagne vous dit qu'il refuse de participer au cours de sport du collège depuis quelques semaines à cause d'une gêne au niveau de la hanche droite. Jo n'est pas très sportif, il est en surpoids et sa mère ne l'a pas pris au sérieux. Mais depuis quelques jours, elle a remarqué qu'il boitait et elle s'est tout de même inquiétée.

Vous examinez Jo : il présente une boiterie d'esquive et une attitude vicieuse en rotation externe abduction du membre inférieur droit.

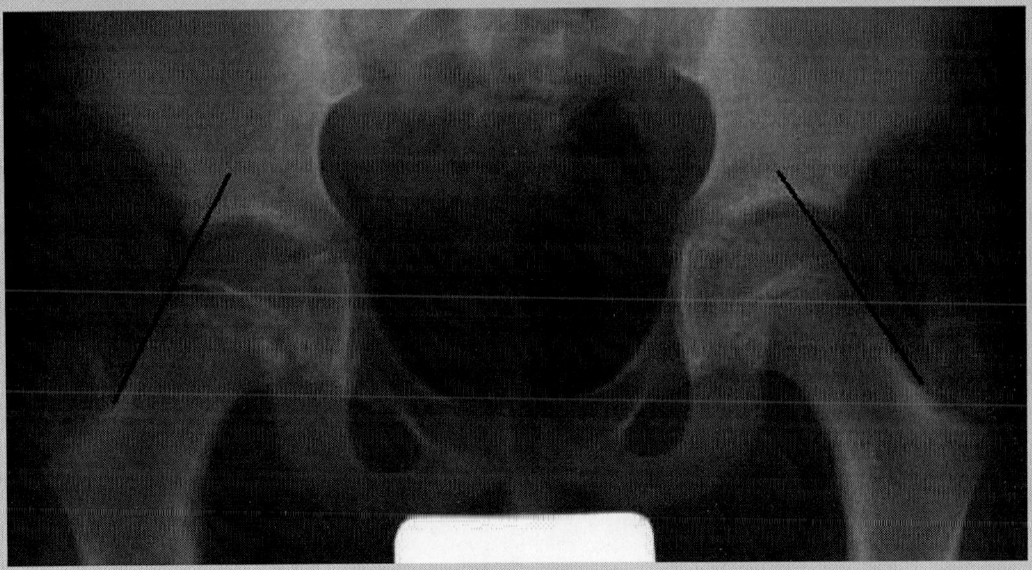

Dossier QCM
(Questions à choix multiples)

QCM 1 Qu'est ce qu'une boiterie d'esquive ?

A - Boiterie d'équilibration
B - Boiterie antalgique
C - Inclinaison du tronc du côté douloureux
D - Inclinaison du tronc du côté sain
E - Steppage

QCM 2 Quels examens complémentaires demandez-vous ?

A - CRP
B - Hémocultures
C - Radiographie de hanche droite face + profil
D - Ponction articulaire de hanche droite
E - NFS

Dossier QRF & QRNF
(Questions à réponses fermées et non fermées)

Question à réponse fermée (et non) 1 :
Qu'est ce qu'une boiterie d'esquive ?

Question à réponse fermée (et non) 2 :
Quels examens complémentaires demandez-vous ?

Question à réponse fermée (et non) 3 :
Analyser la radiographie donnée dans l'énoncé.

Question à réponse fermée (et non) 4 :
Quel est votre diagnostic ?

Question à réponse fermée (et non) 5 :
Quelles sont les complications que vous redoutez ? (5 items)

Question à réponse fermée (et non) 6 :
Quelle est votre prise en thérapeutique ?

QCM 3	A propos de la ligne de Klein :

A - Ligne imaginaire parallèle au grand trochanter
B - Tangente au bord inférieur du col fémoral
C - Tangente au bord supérieur du col fémoral
D - Doit couper la partie supéro-externe de l'épiphyse
E - Ne doit pas couper la partie supéro-externe de l'épiphyse

QCM 4	Analyser la radiographie donnée dans l'énoncé :

A - Ligne de Klein anormale à droite
B - Bascule de l'épiphyse en haut et en arrière
C - Bascule de l'épiphyse en bas et en arrière
D - Disparition du triangle cervical interne recouvrant les branches ischio-pubiennes
E - Ostéonécrose débutante de la tête fémorale droite

QCM 5	Quel est votre diagnostic ?

A - Synovite aiguë transitoire de hanche droite
B - Rhume de hanche droite
C - Epiphysiolyse fémorale supérieure droite
D - Ostéochondrite primitive de hanche droite
E - Ostéomyélite de hanche droite

QCM 6	Quelles sont les complications que vous redoutez ?

A - Ostéomyélite de hanche droite
B - Ostéonécrose de la tête fémorale droite
C - Coxite laminaire
D - Ostéochondrite primitive de hanche droite
E - Inégalité de longueur de membres

QCM 7	Quelle est votre prise en thérapeutique ?

A - Traitement fonctionnel
B - Kinésithérapie
C - Contre indication au sport
D - Traitement orthopédique
E - Immobilisation plâtre cruro pédieux 4 mois

QCM 8	Quelle est votre prise en thérapeutique ?

A - Traitement chirurgical
B - Ostéosynthèse à foyer fermé unilatérale droite
C - Ostéosynthèse à foyer fermé bilatérale
D - Arthroplastie de hanche droite
E - Ostéosynthèse à foyer ouvert bilatérale

<u>Question à réponse fermée (et non) 7 :</u>
La mère de Jo vous amène également Max, le petit frère âgé de 4 ans. Elle pense qu'il souffre de la même affection que son frère. Il a eu une rhinopharyngite cette semaine et il boite depuis hier matin. Qu'en pensez-vous ?

<u>Question à réponse fermée (et non) 8 :</u>
Quels sont les facteurs de risque de la pathologie de Jo ? (3 items)

QCM 9	La mère de Jo vous amène également Max, le petit frère âgé de 4 ans. Elle pense qu'il souffre de la même affection que son frère. Il a eu une rhinopharyngite cette semaine et il boite depuis hier matin. Qu'en pensez-vous ?

A - Synovite aiguë transitoire de hanche droite
B - Rhume de hanche droite
C - Epiphysiolyse fémorale supérieure droite
D - Ostéochondrite primitive de hanche droite
E - Ostéomyélite de hanche droite

QCM 10	Quels sont les facteurs de risque de la pathologie de Jo ?

A - Absence d'activité sportive
B - Surpoids
C - Age
D - Sexe masculin
E - Antécédents familiaux de cette pathologie

Grille de correction QCM
(Questions à choix multiples)

☑		QCM
QCM 1	A - F B - V C - F D - V E - F	• Question de sémiologie sur la boiterie. • C'est un chapitre important de pédiatrie et de neurologie.
QCM 2	A - V B - F C - V D - F E - V	• La ponction articulaire n'est pas justifiée : on ne sait pas s'il y a un épanchement à ponctionner ou non. • Boiterie chez l'enfant : toujours penser à l'ostéoarthrite même en l'absence de fièvre (évolution subaiguë); faire un bilan infectieux minimum. • Il faut bien sûr faire une radio de bassin de face en plus (elle vous est donnée).
QCM 3	A - F B - F C - V D - V E - F	• Même si vous ne connaissez pas la ligne de Klein, vous pouvez deviner la bonne réponse. • Elle est tracée sur la radio qu'on vous donne et vous connaissez le côté pathologique ! • Le jour de l'ECN, ca sera à vous d'avoir l'idée de la tracer. Il faut savoir y penser!
QCM 4	A - V B - F C - V D - V E - F	• Si vous avez du mal à interpréter cette radiographie, apprenez par cœur la description de la radio de cette pathologie, ca sera toujours la même.
QCM 5	A - F B - F C - V D - F E - F	• Il n'y a aucune hésitation à avoir sur ce diagnostic : le terrain, la clinique et la radio sont typiques !
QCM 6	A - F B - V C - V D - F E - V	• Question de cours classique, à bien connaître. • La principale complication est l'ostéonécrose de la tête fémorale entraînant un défaut de croissance irréversible.
QCM 7	A - F B - F C - V D - F E - F	• Contre indication absolue à l'appui. • Immobilisation nécessaire mais pas avec un plâtre cruro pédieux !
QCM 8	A - V B - F C - V D - F E - F	• Le seul traitement est chirurgical. • Il est bilatéral en prophylaxie = 20 % de risque de bilatéralisation. • Il s'agit d'un vissage de la tête fémorale afin de la fixer.
QCM 9	A - V B - V C - F D - F E - F	• Les deux premiers items sont des synonymes ! • Le diagnostic est évident : clinique, terrain.
QCM 10	A - F B - V C - V D - V E - F	• Question de cours!

Chaque réponse est cotée 2 points
Total du dossier QCM sur 100

QRF QRNF	Grille de correction QRF & QRNF (Questions à réponses fermées et non fermées)	
1	*Grille par question du dossier QRF & QRNF* — Le sous-total de cette question est de ➡	**6**
	• Boiterie antalgique	2
	• Esquive de l'appui du côté douloureux	2
	• Inclinaison du tronc du côté sain	2
	<u>*Commentaires*</u> : à différencier de la boiterie d'équilibration	
2	*Grille par question du dossier QRF & QRNF* — Le sous-total de cette question est de ➡	**9**
	• Bilan infectieux minimum :	1
	• NFS	2
	• CRP	2
	• Radiographie bassin de face	2
	• Radiographie de hanche face + profil	2
	<u>*Commentaires*</u> : 1ère cause de boiterie de l'enfant = arthrite / ostéomyélite … y penser même en l'absence de fièvre (évolution sub aiguë)	
3	*Grille par question du dossier QRF & QRNF* — Le sous-total de cette question est de ➡	**19**
	• Radiographie de bassin de face	2
	• Déplacement de l'épiphyse droite	5
	• Glissement en bas et en arrière	5
	• Ligne de Klein :	3
	• Tangente au bord supérieur du col fémoral ne coupe plus la partie supéro-externe de l'épiphyse droite	4
	<u>*Commentaires*</u> : les deux lignes de Klein sont tracées ici. A mon avis, ca ne sera pas le cas le jour de l'ECN, donc pensez à le faire vous même !	
4	*Grille par question du dossier QRF & QRNF* — Le sous-total de cette question est de ➡	**13**
	• Epiphysiolyse	5
	• Fémorale supérieure	5
	• Droite	3
	<u>*Commentaires*</u> : ne pas oublier le côté	
5	*Grille par question du dossier QRF & QRNF* — Le sous-total de cette question est de ➡	**10**
	• Nécrose fémorale	2
	• Raideur de hanche	2
	• Coxite laminaire	2
	• Arthrose précoce	2
	• Inégalité de longueur de membre	2
	<u>*Commentaires*</u> : question de cours ! Encore du par cœur ….	
6	*Grille par question du dossier QRF & QRNF* — Le sous-total de cette question est de ➡	**24**
	• URGENCE THERAPEUTIQUE (=PMZ)	
	• Hospitalisation avec accord parental (pas de point si pas d'accord parental précisé)	2
	• Arrêt de l'appui	4
	• Immobilisation	2
	• Traitement chirurgical	2
	• Ostéosynthèse	4
	• Foyer fermé	4
	• Afin de fixer la tête fémorale	2
	• Vissage homolatéral	2
	• Vissage controlatéral prophylactique	2
	<u>*Commentaires*</u> : à mon avis, c'est un des rares cas d'orthopédie où il faut vraiment connaître le type d'ostéosynthèse	

7	*Grille par question du dossier QRF & QRNF* Le sous-total de cette question est de ➡	8
	• Ce n'est pas la même affection • Clinique différente • Terrain non compatible • Probable synovite aigue transitoire de hanche *Commentaires* : attention aux questions de ce type ! Il y en a eu beaucoup à l'ECN 2013. Faites des réponses courtes et précise; Pas de blablas (risque de zéro…)	2 1 1 4
8	*Grille par question du dossier QRF & QRNF* Le sous-total de cette question est de ➡	11
	• Sexe masculin • Adolescent • Surcharge pondérale *Commentaires* : question de cours classique	2 4 5

Total du dossier QRF & QRNF sur 100

Fiche SYNTHESE
Epiphysiolyse fémorale supérieure

- Physiopathologie :
  - Glissement du noyau épiphysaire de la tête fémorale en bas et en arrière
  - Au cours de la croissance pubertaire
  - Sous la contrainte mécanique d'un surpoids
- Terrain :
  - Pré-adolescent / adolescent
  - Surpoids
  - Sexe masculin
- Clinique :
  - Apyrexie
  - Début insidieux progressif
  - Boiterie d'esquive
  - Attitude vicieuse en rotation externe et abduction
  - Limitation douloureuse de la rotation interne et abduction
  - Mouvement de rotation externe à la flexion
  - Bilatérale dans 20 % des cas
- Radiographie :
  - Déplacement de l'épiphyse en bas et en arrière
  - Ligne de Klein : elle ne coupe plus la partie supéro-externe de l'épiphyse
- Prise en charge thérapeutique :
  - Urgence
  - Immobilisation
  - Contre indication de l'appui
  - Ostéosynthèse bilatérale à foyer fermée
  - Vissage de la tête fémorale

ITEMS TOMBES

Dossier QRF et QRNF			Intitulé de l'item (Programme avant l'ECN 2015)
Partie	Module	N°	
3	-	299	**Boiterie et troubles de la démarche chez l'enfant**

Dossier QCM		Intitulé de l'item (Programme après l'ECN 2016)
UE	N°	
2	52	**Boiterie chez l'enfant**

☑ J'inscris mes notes personnelles pour mieux progresser

N° 24 — Après 2016 / Avant 2015 — ECN

MON DOSSIER PASSERELLE

Je choisis mon type d'évaluation en fonction de la date de mon concours

	ECN avant 2015	ECN après 2016
QRF QRNF	+++	+ /- Pour comprendre ! Pour certains partiels !
QCM	-	+++

M. B âgé de 25 ans est victime d'un accident de la route. Alors qu'il était au volant de sa voiture, en train de téléphoner, il n'a pas fait attention au bouchon devant lui. Il a percuté de plein fouet la voiture à l'arrêt devant lui, stoppant net son véhicule.

Il roulait à 70 km/heure, portait la ceinture de sécurité, et l'air bag s'est ouvert. Il n'a pas perdu connaissance et ne s'est pas fait de traumatisme crânien.

Il est informaticien dans une grande entreprise de commerce.

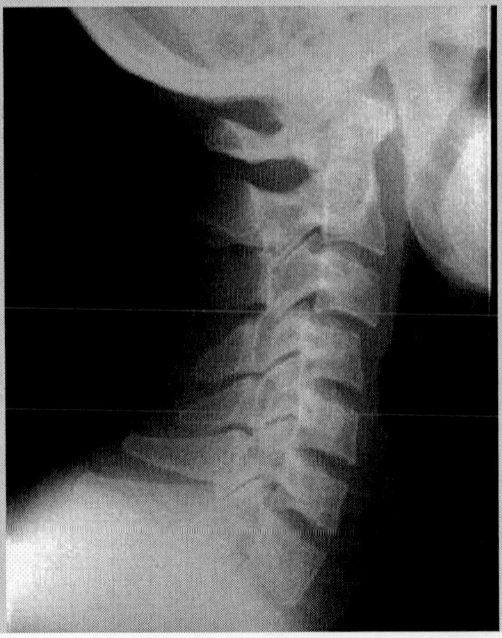

Dossier QCM
(Questions à choix multiples)

QCM 1	Quelles types de lésions redoutez-vous dans ce type de traumatisme ? (décélération brutale)

A - Lésions endothoraciques
B - Fracture du sternum
C - Fractures vertébrales
D - Rupture de l'isthme aortique
E - Entorse cervicale

QCM 2	Parmi les signes cliniques suivants, lesquels vous font suspecter une rupture aigue de l'isthme aortique ?

A - Asymétrie des pouls
B - Hématémèse
C - Convulsions
D - Hypotension artérielle profonde
E - Marbrures

Dossier QRF & QRNF
(Questions à réponses fermées et non fermées)

Question à réponse fermée (et non) 1 :
Vous êtes le médecin du SAMU sur place, quelle est votre attitude ?

Question à réponse fermée (et non) 2 :
Le patient est amené aux urgences. L'examen clinique ne révèle pas de complications en dehors d'une légère douleur à la palpation des épineuses cervicales. Quels examens radiologiques prescrivez-vous ?

Question à réponse fermée (et non) 3 :
Les examens sont normaux et votre patient rentre chez lui. Quelques semaines plus tard, vous le renvoyez en consultation. Il se plaint de céphalées et de cervicalgies surtout lors de la mobilisation de la tête. Il

QCM 3	**Le patient est amené aux urgences. L'examen clinique ne révèle pas de complications en dehors d'une légère douleur à la palpation des épineuses cervicales. Quels examens radiologiques prescrivez-vous?**

A - Bilan transfusionnel
B - Bilan d'hémostase
C - Clichés radiologiques bouche ouverte de face
D - TDM corps entier
E - Cliché du rachis cervical ¾ et profil

QCM 4	**Les examens sont normaux et votre patient rentre chez lui. Quelques semaines plus tard, vous le renvoyez en consultation. Il se plaint de céphalées et de cervicalgies surtout lors de la mobilisation de la tête. Il ne veut plus aller travailler car la douleur augmente sur son lieu de travail. Quels diagnostics évoquez-vous ?**

A - Hématome sous dural chronique
B - Hématome extra dural chronique
C - Fracture cervicale
D - Entorse cervicale
E - Céphalée chronique quotidienne

QCM 5	**Prescrivez-vous des examens d'imagerie ? Si oui, lesquels ? Si non pourquoi ?**

A - Oui
B - Non
C - Céphalées psychogènes, risque de chronicisation si trop de médicalisation
D - TDM rachis cervical
E - Radiographie dynamique du rachis cervical

QCM 6	**Vous obtenez l'examen radiologique présent dans l'énoncé. Décrivez-le.**

A - Cliché dynamique du rachis cervical
B - Fracture de C5
C - Spondylolisthésis C4-C5
D - Antélisthésis C4-C5
E - Augmentation de l'espace inter-épineux C4-C5

QCM 7	**Quel est votre diagnostic final ?**

A - Fracture cervicale bénigne
B - Entorse cervicale bénigne
C - Fracture cervicale grave
D - Entorse cervicale grave
E - Céphalées de tension

ne veut plus aller travailler car la douleur augmente sur son lieu de travail. Quels diagnostics évoquez-vous ? (2 réponses)

Question à réponse fermée (et non) 4 :
Prescrivez-vous des examens d'imagerie ? Si oui, lesquels ? Si non pourquoi ?

Question à réponse fermée (et non) 5 :
Vous obtenez l'examen radiologique présent dans l'énoncé. Décrivez-le.

Question à réponse fermée (et non) 6 :
Quel est votre diagnostic final ?

Question à réponse fermée (et non) 7 :
Quelle est votre attitude thérapeutique ?

Question à réponse fermée (et non) 8 :
Pourquoi n'avez-vous pas diagnostiqué cette affection juste après l'accident ?

QCM 8	**Quelle est votre attitude thérapeutique ?**

A - Traitement fonctionnel
B - Traitement orthopédique
C - Traitement chirurgical
D - Minerve simple
E - Réduction par manœuvre externe

QCM 9	**Quelle est votre attitude thérapeutique ?**

A - Minerve plâtrée 1 mois
B - Minerve plâtrée 3 mois
C - Ostéosynthèse
D - Repos avec corset antalgique
E - Traitement médical antalgique adapté à l'EVA

QCM 10	**Pourquoi n'avez vous pas diagnostiqué cette affection juste après l'accident ?**

A - La lésion est apparue après le traumatisme
B - La contraction des muscles paravertébraux en post – traumatique ne permettait pas de voir de lésion à la radiographie initiale
C - Les examens réalisés initialement étaient insuffisants et ne permettaient de faire ce diagnostic
D - On ne voit jamais ce type de lésion immédiatement après un traumatisme
E - Toutes les réponses sont fausses

☑		QCM	Grille de correction QCM (Questions à choix multiples)
QCM 1	A -	V	• Question de cours ! C'est logique mais c'est toujours bien de connaître ça par cœur.
	B -	F	
	C -	V	
	D -	V	
	E -	F	
QCM 2	A -	V	• Question de cours!
	B -	F	
	C -	F	
	D -	V	
	E -	V	
QCM 3	A -	F	• Votre patient va bien, il n'Ya aucun raison de faire un bilan pré-transfusionnel ni d'hémostase. • Par contre, la douleur au rachis cervical doit vous faire faire des clichés radiologiques. • TDM corps entier = traumatisme à haute cinétique.
	B -	F	
	C -	V	
	D -	V	
	E -	V	
QCM 4	A -	F	• Attention, il n'y a pas eu de traumatisme crânien ! Pourquoi le patient- il saignerait dans la tête ? • Attention, les céphalées chroniques quotidiennes ont une définition précises (cf. neurologie!)
	B -	F	
	C -	F	
	D -	V	
	E -	F	
QCM 5	A -	V	• Si vous aviez la bonne réponse à la question précédente, cette question ne devrait poser de difficultés.
	B -	F	
	C -	F	
	D -	F	
	E	V	
QCM 6	A -	F	• Rien ne vous permet de dire s'il s'agit d'un cliché dynamique. • Vous voyez bien que la paroi antérieure du rachis n'est pas régulière. • Tracer la ligne antérieure de la colonne au crayon pour vous aider si vous avez du mal à voir !
	B -	V	
	C -	F	
	D -	V	
	E -	V	
QCM 7	A -	F	• Le contexte clinique est typique : traumatisme en hyper flexion. • La radiographie est typique.
	B -	F	
	C -	F	
	D -	V	
	E -	F	
QCM 8	A -	F	• Attention il s'agit d'une entorse grave. • Le traitement est différent pour les entorses bénignes.
	B -	V	
	C -	F	
	D -	F	
	E -	F	
QCM 9	A -	F	• La durée de cicatrisation des ligaments est de 3 mois.
	B -	V	
	C -	F	
	D -	F	
	E -	V	
QCM 10	A -	F	• Après le traumatisme, il y a une violente contracture réflexe des muscles paravertébraux qui masquent l'entorse. • En cas de doute, des clichés dynamiques doivent être systématiquement réalisés 10 jours après le traumatisme.
	B -	V	
	C -	F	
	D -	F	
	E -	F	

Chaque réponse est cotée 2 points
Total du dossier QCM sur 100

Grille de correction QRF & QRNF
(Questions à réponses fermées et non fermées)

1 – *Grille par question du dossier QRF & QRNF*	Le sous-total de cette question est de ➡ **33**
• MAINTIEN DE LA RECTITUDE DE L'AXE TETE COU TRONC (=PMZ)	
• Mise à l'abri / protection du patient	1
• Examen neurologique :	2
• Glasgow	2
• Signes de localisation	2
• Reflexe photomoteur	2
• Symétrie pupillaire	2
• Examen cardio- circulatoire :	2
• Pouls	2
• ECG	2
• Tension artérielle	2
• Saturation en 02	2
• Temps de recoloration cutanée	2
• Examen respiratoire :	2
• Fréquence respiratoire	2
• Signes de lutte	2
• Respiration paradoxale	2
• Ostéoarticulaire : déformation de membres	2

2 – *Grille par question du dossier QRF & QRNF*	Le sous-total de cette question est de ➡ **12**
• TDM corps entier sans et avec injection de produit de contraste	4
• Radiographie standard incidence bouche ouverte de face	2
• Rachis cervical de face	2
• Rachis cervical de profil	2
• Rachis cervical de ¾	2
Commentaires : rechercher une fracture vertébrale cervicale, une entorse, une fracture de C2	

3 – *Grille par question du dossier QRF & QRNF*	Le sous-total de cette question est de ➡ **4**
• Entorse du rachis cervical	3
• Céphalées de tension	1
Commentaires : il y a bien sûr énormément de causes de céphalées, il faut aller à l'essentiel et ne pas faire de hors sujet.	

4 – *Grille par question du dossier QRF & QRNF*	Le sous-total de cette question est de ➡ **10**
• OUI (=PMZ)	
• Rachis cervical de face	2
• Rachis cervical de profil	2
• Rachis cervical de ¾	2
• Radiographies dynamiques du rachis cervical	4
Commentaires : traumatisme en hyper flexion du rachis cervical + cervicalgie + céphalée	

5 – *Grille par question du dossier QRF & QRNF*	Le sous-total de cette question est de ➡ **15**
• Rachis cervical de profil	1
• Antélisthésis C4-C5 > 3mm	4
• Bâillement inter-épineux supérieur à l'espace inter-épineux sus et sous-jacent	4
• Perte de parallélisme des facettes articulaires.	2
• Bâillement articulaire postérieur	2
• Angulation des plateaux vertébraux > 15 °	2
Commentaires : les critères radiologiques des entorses cervicales sont à connaître par cœur	

6	*Grille par question du dossier QRF & QRNF* Le sous-total de cette question est de ➡	**10**
	• Entorse cervicale	4
	• Grave	4
	• C4-C5	2
	<u>*Commentaires*</u> : toujours faire la différence entre grave / bénin	
7	*Grille par question du dossier QRF & QRNF* Le sous-total de cette question est de ➡	**11**
	• Traitement orthopédique	2
	• Minerve cervicale plâtrée	4
	• Avec appui occipito-mentonnier	1
	• Immobilisation 3 mois	1
	• Surveillance :	1
	• Clinique	1
	• Radiologique	1
	<u>*Commentaires*</u> : rechercher un déplacement secondaire de façon itérative	
8	*Grille par question du dossier QRF & QRNF* Le sous-total de cette question est de ➡	**5**
	• Contracture réflexe des muscles intervertébraux	5
	<u>*Commentaires*</u> : elle masque l'entorse en phase aiguë	

Total du dossier QRF & QRNF sur 100

Fiche SYNTHESE

Critères radiologiques d'une entorse cervicale grave

- Cliché de rachis cervical de profil :
  - Augmentation de l'écart inter épineux
  - Bâillement articulaire postérieur
  - Antélisthésis de plus de 3 – 3,5 mm
  - Cyphose discale de 11 ° de plus que les étages adjacents

ITEMS TOMBES

Dossier QRF et QRNF			Intitulé de l'item
Partie	Module	N°	(Programme avant l'ECN 2015)
1	11	201	**Evaluation de la gravité et recherche des complications précoces. Identifier les situations d'urgence et planifier**
1	11	188	**Céphalée aiguë et chronique**

Dossier QCM QRF et QRNF		Intitulé de l'item
UE	N°	(Programme après l'ECN 2016)
11	329	**Prise en charge immédiate pré-hospitalière et à l'arrivée à l'hôpital, évaluation des complications chez un polytraumatisé**
4	98	**Céphalée aiguë et chronique chez l'adulte et l'enfant**

N° 25

Après 2016

Avant 2015

MON DOSSIER PASSERELLE

Je choisis mon type d'évaluation en fonction de la date de mon concours

	ECN avant 2015	ECN après 2016
QRF QRNF	+++	+ /- Pour comprendre ! Pour certains partiels !
QCM	-	+++

M Z âgé de 18 ans est lycéen et pratique le foot dans un club. Lors d'un entraînement, il fait un faux mouvement en travaillant sur son tir au but et récent une vive douleur du genou gauche (sa jambe d'appui).

La douleur l'empêche alors de poser le pied par terre, et il voit son genou doubler de volume en quelques heures.

3 jours plus, tard, la douleur a fortement diminué mais il boite toujours et le genou n'a pas entièrement dégonflé. Vous êtes son médecin généraliste et il vient vous consulter. En ressortant son dossier, vous réalisez qu'il vous a déjà consulté pour cette symptomatologie il y a 16 mois, sans qu'il y ait eu de suite.

Dossier QCM
(Questions à choix multiples)

QCM 1 — Comment recherchez-vous une lésion méniscale?

A - Test de Lachman
B - Signe de Oudard
C - Laxité frontale en valgus
D - Choc rotulien
E - Manœuvre de Mac Murray

QCM 2 — Comment recherchez-vous une lésion ligamentaire?

A - Test de Lachman
B - Signe de Oudard
C - Laxité frontale en valgus
D - Choc rotulien
E - Manœuvre de Mac Murray

QCM 3 — Vous retrouvez une vive douleur à la palpation de l'interligne articulaire médiale qui est augmentée lors de l'extension progressive du genou, une douleur lors de la compression axiale / rotation du genou et un choc rotulien. Quel diagnostic évoquez-vous ?

A - Rupture du ligament croisé antérieur
B - Lésion du ménisque latéral
C - Lésion du ménisque médial
D - Entorse grave du genou
E - Entorse du ligament latéral médial

QCM 4 — Comment prenez-vous en charge ce patient ?

A - Prescription d'un arthroscanner
B - Organiser une consultation avec le généraliste
C - Contre indication au sport
D - Immobilisation plâtrée
E - Immobilisation par attelle amovible

Dossier QRF & QRNF
(Questions à réponses fermées et non fermées)

Question à réponse fermée (et non) 1 :
Décrivez l'examen clinique du genou gauche de votre patient.

Question à réponse fermée (et non) 2 :
Vous retrouvez une vive douleur à la palpation de l'interligne articulaire médiale qui est augmentée lors de l'extension progressive du genou, une douleur lors de la compression axiale / rotation du genou et un choc rotulien. Quel diagnostic évoquez-vous ?

Question à réponse fermée (et non) 3 :
Concrètement, comment prenez-vous en charge ce patient ? (5 items attendus)

Question à réponse fermée (et non) 4 :
Vous êtes chirurgien orthopédiste et vous recevez ce jeune homme 3 semaines plus tard. Vous refaite l'examen clinique et vous découvrez un blocage aigu douloureux qui n'existait pas jusqu'à maintenant. L'examen prescrit par le médecin généraliste est normal. Quel bilan d'imagerie demandez-vous ? (1 examen)

Question à réponse fermée (et non) 5 :
Quels résultats en attendez-vous ? (3 items)

Question à réponse fermée (et non) 6 :
Quelles sont les deux possibilités thérapeutiques que vous pouvez proposer ? (réponse courte attendue)

QCM 5	**Vous êtes chirurgien orthopédiste et vous recevez ce jeune homme 3 semaines plus tard. Vous refaite l'examen clinique et vous découvrez un blocage aigu douloureux qui n'existait pas jusqu'à maintenant. L'examen prescrit par le médecin généraliste est normal. Quel examen d'imagerie demandez-vous ?**

A - Radiographie en charge face et profil
B - Scanner du genou avec injection
C - IRM pondération T2
D - IRM pondération T1
E - Arthroscanner

QCM 6	**Quel résultat en attendez-vous ?**

A - Hyposignal T1
B - Hypersignal T2
C - Hyposignal T2
D - Hypersignal T1
E - Aucune anomalie

QCM 7	**Quelles sont les possibilités thérapeutiques que vous pouvez proposer ?**

A - Traitement orthopédique
B - Traitement fonctionnel
C - Traitement chirurgical
D - Arthroplastie
E - Arthroscopie

QCM 8	**Votre patient est très gêné par son genou, et jouer au foot lui manque. De plus, il a déjà prévu de partir skier dans 4 mois. Quel traitement choisissez-vous ?**

A - Traitement orthopédique
B - Traitement fonctionnel
C - Traitement chirurgical
D - Arthroplastie
E - Arthroscopie

QCM 9	**Quelles sont les mesures associées ?**

A - Immobilisation plâtrée 4 semaine
B - Contre indication à l'appui
C - Contre indication à vie des sports à pivot
D - Contre indication au sport pendant 4 semaines
E - Rééducation précoce

<u>Question à réponse fermée (et non) 7 :</u>

Votre patient est très gêné par son genou, et jouer au foot lui manque. De plus, il a déjà prévu de partir skier dans 4 mois. Quel traitement choisissez-vous ?

<u>Question à réponse fermée (et non) 8 :</u>

Quelles en sont les mesures associées ?

QCM 10	**Quelles sont les complications possibles après traitement ?**

A - Instabilité réflexe persistante
B - Arthrose fémoro patellaire
C - Arthrose fémoro tibiale
D - Hydarthrose récidivante
E - Algodystrophie

☑		QCM	Grille de correction QCM (Questions à choix multiples)
QCM 1	A -	F	• L'examen clinique du genou est vraiment difficile à apprendre ! • Ça n'est jamais tombé à l'ECN, mais il est fort possible qu'on vous interroge là dessus un jour, surtout avec des QCM. • Pour votre préparation apprenez par cœur le plus de choses que vous pourrez. Vous ne pourrez pas tout connaître; le but est d'en connaître le plus possible. Courage !!
	B -	V	
	C -	F	
	D -	V	
	E -	V	
QCM 2	A -	V	• Il peut y avoir un épanchement dans une entorse de genou, mais ce n'est pas ça qui vous aide à faire le diagnostic, au contraire!
	B -	F	
	C -	F	
	D -	V	
	E -	F	
QCM 3	A -	F	• L'anamnèse et la clinique ne doivent laisser aucun doute. • Le diagnostic est évident!
	B -	F	
	C -	V	
	D -	F	
	E -	F	
QCM 4	A -	F	• Il faut laisser au spécialiste le choix de la prescription d'un examen complémentaire plus spécialisé. • C'est lui qui décide si un examen est nécessaire et, à ce moment là, il le fera faire par les radiologues de son choix. • Cela évite la multiplication des examens complémentaires inutiles ou mal réalisés. C'est une situation qui arrive souvent en pratique, et qui coûte chère (au patient et à la SECU)
	B -	V	
	C -	V	
	D -	F	
	E -	V	
QCM 5	A -	F	• La question est au singulier. Le seul examen pour voir les parties molles est l'IRM en l'absence de contre indication. • Pondération T1 afin de voir un hypersignal pathologique dans l'échancrure = liquide synovial noir sur l'image
	B -	F	
	C -	F	
	D -	V	
	E -	F	
QCM 6	A -	F	• T1 = liquide noir (hyposignal) • Hypersignal = présence du fibrocartilage dans l'articulation = luxation en anse de sceau dans l'échancrure.
	B -	F	
	C -	F	
	D -	V	
	E -	F	
QCM 7	A -	F	• Il n'y a pas de traitement orthopédique ! • Il s'agit d'un traitement fonctionnel : immobilisation lors de poussées douloureuses, repos, glaçage, antalgique, surveillance
	B -	V	
	C -	V	
	D -	F	
	E -	V	
QCM 8	A -	F	• Méniscectomie sous arthroscopie. • Patient jeune, activités physiques, et gène importante.
	B -	F	
	C -	V	
	D -	F	
	E -	V	
QCM 9	A -	F	• Immobilisation pas attelle amovible pendant 10 jours. • Appui précoce. • Pas de contre indication à vie au sport à pivot, mais reprise prudente.
	B -	F	
	C -	F	
	D -	V	
	E -	V	
QCM 10	A -	V	• Il n'y a aucune raison d'avoir une arthrose fémoro patellaire. • C'est une question logique d'anatomie !
	B -	F	
	C -	V	
	D -	V	
	E -	V	

Chaque réponse est cotée 2 points
Total du dossier QCM sur 100

Grille de correction QRF & QRNF

(Questions à réponses fermées et non fermées)

1	*Grille par question du dossier QRF & QRNF* — Le sous-total de cette question est de ➡	30
•	Examen bilatéral et comparatif	2
•	Interrogatoire :	1
•	Sensation d'instabilité	2
•	Sensation de dérobement	2
•	Episodes de blocage aigu du genou	2
•	Inspection :	1
•	Morphotype du genou (genu varum / valgum)	1
•	Etude de la marche	1
•	Amyotrophie	1
•	Palpation :	1
•	Interligne articulaire douloureux	2
•	Rechercher un signe de blocage aigu	2
•	Manœuvre de Mac Murray (ressaut méniscal à l'extension progressive en rotation externe)	2
•	Signe de Oudard (cri méniscal)	2
•	Grinding test d'Appley (douleur à la compression axiale rotation en décubitus ventral)	2
•	Rechercher un kyste méniscal (au niveau de l'interligne)	1
•	Choc rotulien (épanchement articulaire)	2
•	Palpation du trajet des ligaments latéraux	1
•	Rechercher un tiroir antérieur (test de Lachman)	2
•		

Commentaires : l'examen du genou est compliqué, il faut le connaître par cœur

2	*Grille par question du dossier QRF & QRNF* — Le sous-total de cette question est de ➡	15
•	Lésion du ménisque	5
•	Médial	5
•	Genou gauche	3
•	Stade 1	2

Commentaires : n'oubliez pas le côté !

3	*Grille par question du dossier QRF & QRNF* — Le sous-total de cette question est de ➡	9
•	Adresser à un orthopédiste	1
•	Radiographies des deux genoux	1
•	Face	1
•	Profil	1
•	En charge	1
•	Incidence fémoro patellaire	1
•	Lettre de transmission à votre collègue	1
•	Contre indication au sport	1
•	Attelle antalgique	1

Commentaires : la radiographie permet de voir les lésions associées, elle est indispensable avant toute IRM ! Il faut laisser au spécialiste le soin de prescrire d'autres examens si nécessaire.

4	*Grille par question du dossier QRF & QRNF* — Le sous-total de cette question est de ➡	9
•	IRM	2
•	Genou gauche	1
•	Séquence T 1	2
•	Coupes frontales	2
•	Coupes sagittales	2

Commentaires : seule l'IRM permet de voir "le mou"

5	*Grille par question du dossier QRF & QRNF* Le sous-total de cette question est de ➧	**7**
	• Confirmation du diagnostic	3
	• Hypersignal intra méniscal	1
	• Central	1
	• Homogène	1
	• Absence d'anomalie des ligaments croisés	1
	Commentaires : on pourrait vous donner une IRM de genou à interpréter !	
6	*Grille par question du dossier QRF & QRNF* Le sous-total de cette question est de ➧	**4**
	• Traitement fonctionnel	2
	• Traitement chirurgical	2
	Commentaires : pas de traitement orthopédique pour les lésions méniscales	
7	*Grille par question du dossier QRF & QRNF* Le sous-total de cette question est de ➧	**12**
	• Traitement chirurgical	2
	• Méniscectomie	5
	• Sous arthroscopie	5
	Commentaires : chirurgie ambulatoire	
8	*Grille par question du dossier QRF & QRNF* Le sous-total de cette question est de ➧	**14**
	• Immobilisation par attelle amovible de courte durée	2
	• Appui précoce	2
	• Antalgie adaptée à l'EVA	2
	• Rééducation	2
	• Contre indication au sport pendant un mois	4
	• Reprise prudente des sports à pivot	2
	Commentaires : immobilisation d'une dizaine de jour à but antalgique	

Total du dossier QRF & QRNF sur 100

Fiche SYNTHESE
Examen clinique d'une lésion méniscale du genou

- Interrogatoire :
  - Mécanisme lésionnel :
    - x Rotation externe du tibia en compression (appui monopodal)
    - x Hyperflexion prolongée suivie d'une hyperextension brutale en appui monopodal
  - Douleur en regard de l'interligne articulaire
  - Blocage aigu
  - Sensation d'instabilité
  - Epanchement articulaire récidivant
- Examen physique :
  - Douleur à la palpation simple de l'interligne articulaire (atteinte du ménisque médial la plupart du temps)
  - Manœuvre de Mac Murray : recherche d'un ressaut méniscal à l'extension progressive du genou en valgus-rotation externe
  - Signe de Oudard : douleur à la palpation de l'interligne lors de l'extension progressive du genou = cri méniscal
  - Grinding test d'Appley : douleur à la compression axiale - rotation du tibia en décubitus ventral
  - Choc rotulien : rechercher un épanchement articulaire

ITEMS TOMBES			
Dossier QRF et QRNF			Intitulé de l'item (Programme avant l'ECN 2015)
Partie	Module	N°	
2	-	257	Lésions ligamentaires et méniscales du genou et de la cheville
Dossier QCM			Intitulé de l'item (Programme après l'ECN 2016)
UE	N°		
11	357		Lésions péri-articulaires et ligamentaires du genou, de la cheville et de l'épaule

MON DOSSIER PASSERELLE

Je choisis mon type d'évaluation en fonction de la date de mon concours

	ECN avant 2015	ECN après 2016
QRF QRNF	+++	+ /- Pour comprendre ! Pour certains partiels !
QCM	-	+++

MM. E âgée de 85 ans, vivant seule dans un appartement au 2ème étage sans ascenseur, fait une mauvaise chute dans la rue. Elle n'a pas vu la marche en sortant de chez son boucher et est tombée sur le côté.

Elle est amenée au SAU et votre externe examine la patiente. Il vous dit qu'elle présente une déformation de la jambe droite : elle est raccourcie, en rotation externe et adduction. Il a déjà demandé une radio une voici :

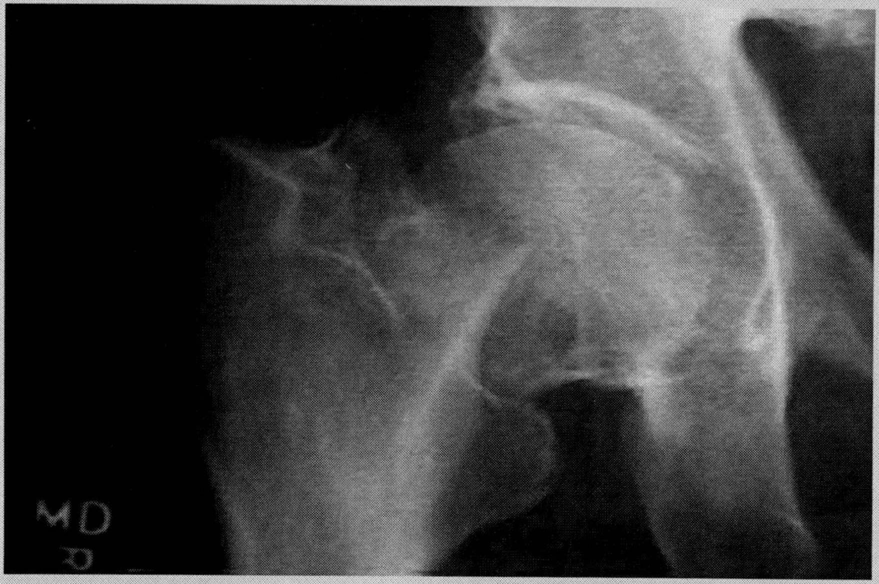

Dossier QCM
(Questions à choix multiples)

QCM 1	Quel est votre diagnostic ?

A - Fracture cervicale vraie Garden 1
B - Fracture cervicale vraie Garden 2
C - Fracture cervicale vraie Garden 3
D - Fracture cervicale vraie Garden 4
E - Fracture cervicale vraie Garden 5

QCM 2	Quelle est votre attitude aux urgences ?

A - A jeun
B - Immobilisation plâtrée
C - Appel du gériatre de garde
D - Bilan phosphocalcique
E - Bilan préopératoire

Dossier QRF & QRNF
(Questions à réponses fermées et non fermées)

Question à réponse fermée (et non) 1 :
Quel est votre diagnostic ?

Question à réponse fermée (et non) 2 :
Quelle est votre attitude aux urgences ?

Question à réponse fermée (et non) 3 :
Quelle est votre stratégie thérapeutique dans les prochaines 24 heures ?

Question à réponse fermée (et non) 4 :
Quelles mesures associées prenez-vous ?

Question à réponse fermée (et non) 5 :
C'est la 3ème chute cette année que fait votre patiente. Que faites-vous pour prévenir une récidive ? (8 items)

QCM 3	Quelle est votre stratégie thérapeutique dans les prochaines 24 heures ?

A - Hospitalisation
B - Retour à domicile avec aide
C - Traitement orthopédique
D - Traitement chirurgical
E - Arthroplastie par prothèse intermédiaire

QCM 4	Quelles mesures associées prenez-vous ?

A - Retour à domicile
B - Maison de rééducation
C - HBPM 0,8 ml/j
D - HBPM 0,4 ml/j
E - Appui dès 48 heures post-opératoire

QCM 5	C'est la 3ème chute cette année que fait votre patiente. Que faites vous pour prévenir une récidive ?

A - Maison de retraite
B - Prescription de vitamine D
C - Prescription de vitamine B
D - Prescription de vitamine C
E - Prescription de Fer

QCM 6	C'est la 3ème chute cette année que fait votre patiente. Que faites vous pour prévenir une récidive ?

A - Utilisation d'une canne
B - Eviction des facteurs environnementaux à risque
C - Apport de 1000 mg de calcium par kg par jour
D - Apport de 1000 g de calcium par kg par jour
E - Apport de 1000 mg de calcium par jour

QCM 7	Votre patiente a de plus en plus de mal à être autonome et elle a désormais besoin d'une femme de ménage. De quelle aide financière pourrait bénéficier votre patiente ?

A - APA
B - APL
C - RTOF
D - JUSID
E - AFSAPPS

Question à réponse fermée (et non) 6 :
Votre patiente a de plus en plus de mal à être autonome et elle a désormais besoin d'une femme de ménage. De quelle aide financière pourrait bénéficier votre patiente ?

Question à réponse fermée (et non) 7 :
Quel document administratif vous permet de l'obtenir ?

Question à réponse fermée (et non) 8 :
Quelles sont les deux échelles utilisées pour évaluer l'autonomie d'une personne âgée ?

QCM 8	Quel document administratif vous permet de l'obtenir ?

A - RIGGA
B - GAGIR
C - AGGIR
D - GIRGA
E - AGIR

QCM 9	Quelles sont les deux échelles utilisées pour évaluer l'autonomie d'une personne âgée ?

A - IADL
B - APPE
C - ADL
D - AMDE
E - DALI

QCM 10	Quels items appartiennent à l'échelle IADL ?

A - Utilisation du téléphone
B - Gérer les factures
C - Aller aux toilettes
D - Faire les courses
E - Faire le ménage

Grille de correction QCM
(Questions à choix multiples)

QCM	Item	Réponse	Commentaire
QCM 1	A -	F	• Il n'y a pas de Garden 5 • Travées articulaires non modifiées = Garden 2
	B -	V	
	C -	F	
	D -	F	
	E -	F	
QCM 2	A -	V	• Le traitement sera chirurgical, vous devez prendre les mesures qui s'imposent aux urgences sans attendre le chirurgien. • Il y a de plus en plus de gériatres aux urgences, il est toujours utile que le patient soit vu par lui.
	B -	F	
	C -	V	
	D -	F	
	E -	V	
QCM 3	A -	V	• Garden 1 et 2 = ostéosynthèse quelque soit l'âge du patient.
	B -	F	
	C -	F	
	D -	V	
	E -	F	
QCM 4	A -	F	• Attention, les posologies des anticoagulants sont à connaître. • Traitement HBPM dose préventive! • Votre patiente vit seule, la maison de rééducation est une option avant le retour au domicile.
	B -	V	
	C -	F	
	D -	V	
	E -	V	
QCM 5	A -	F	• 800 UI de vitamine D par jour = prévention des chutes chez la personne âgée. • Toutes les personnes âgées sont carencées !
	B -	V	
	C -	F	
	D -	F	
	E -	F	
QCM 6	A -	V	• Les deux premiers items sont logiques. • Les apports quotidiens en calcium sont à connaître par cœur ainsi que leur équivalence en termes de produits laitiers. Il y a déjà eu une question là dessus à l'ECN.
	B -	V	
	C -	F	
	D -	F	
	E -	V	
QCM 7	A -	V	• Allocation personnalisée d'autonomie à demander aux allocations familiales.
	B -	F	
	C -	F	
	D -	F	
	E -	F	
QCM 8	A -	F	• La grille AGGIR est très longue et très fastidieuse à remplir. • Elle donne droit à l'APA si un certains nombres d'items sont présents.
	B -	F	
	C -	V	
	D -	F	
	E -	F	
QCM 9	A -	V	• IADL = échelle d'activité instrumentale de la vie courante • ADL = échelle d'activité de la vie courante
	B -	F	
	C -	V	
	D -	F	
	E -	F	
QCM 10	A -	V	• Les items présents dans les échelles ADL et IADL sont à connaître par cœur le jour de l'ECN.
	B -	V	
	C -	V	
	D -	V	
	E -	V	

Chaque réponse est cotée 2 points
Total du dossier QCM sur 100

Grille de correction QRF & QRNF
(Questions à réponses fermées et non fermées)

1	*Grille par question du dossier QRF & QRNF* — Le sous-total de cette question est de ➡	**20**
	• Fracture cervicale	5
	• Vraie	5
	• Droite	5
	• Garden 2	5
	Commentaires : ne pas oublier le côté	
2	*Grille par question du dossier QRF & QRNF* — Le sous-total de cette question est de ➡	**15**
	• Urgence	2
	• APPEL DE L'ORTHOPEDISTE DE GARDE (=PMZ)	
	• Hospitalisation	2
	• A jeun	5
	• VVP	2
	• Antalgie adaptée à l'EVA	2
	• Bilan pré – opératoire	2
	Commentaires : prise en charge classique au SAU en attendant le chirurgien	
3	*Grille par question du dossier QRF & QRNF* — Le sous-total de cette question est de ➡	**25**
	• Urgence	1
	• TRAITEMENT CHIRURGICAL (=PMZ)	
	• Conservateur	4
	• Contention du foyer de fracture par	2
	• Ostéosynthèse de hanche	4
	• Droite	2
	• Surveillance	1
	• Anticoagulation à dose préventive en post-opératoire	4
	• HBPM préventive	2
	• En l'absence d'insuffisance rénale	4
	• Lovenox® 0,4 ml	1
	Commentaires : Penser bien à ce qu'on doit faire dans les 24 heures, et pas après.	
4	*Grille par question du dossier QRF & QRNF* — Le sous-total de cette question est de ➡	**6**
	• Rééducation	2
	• Précoce	2
	• Appui dès H 48	2
	Commentaires : chirurgie orthopédique = rééducation	
5	*Grille par question du dossier QRF & QRNF* — Le sous-total de cette question est de ➡	**18**
	• Revoir l'ordonnance	2
	• Correction des risques environnementaux	2
	• Chaussures adaptées	2
	• Pratique régulière de la marche	2
	• Apport calcique : 1 à 1,5 g par jour	2
	• Apport en vitamine D : 8OO UI par jour	2
	• Utilisation d'une aide technique à la marche (canne)	2
	• Traitement anti-ostéoporotique :	2
	• Bisphosphonate PO	2
	Commentaires : question classique de gériatrie, très à la mode	
6	*Grille par question du dossier QRF & QRNF* — Le sous-total de cette question est de ➡	**5**
	• APA = allocation personnalisée d'autonomie	5
	Commentaires : question très à la mode ces derniers temps, à bien maîtriser.	

7	*Grille par question du dossier QRF & QRNF*	Le sous-total de cette question est de ➧	**5**
	• Grille AGGIR Commentaires : il faut connaître l'existence de cette grille, sans connaître par cœur son contenu.		5
8	*Grille par question du dossier QRF & QRNF*	Le sous-total de cette question est de ➧	**6**
	• Echelle ADL • Echelle IADL Commentaires : il faut connaître par cœur leur contenu …		3 3

Total du dossier QRF & QRNF sur 100

Fiche SYNTHESE
Autonomie de la personne âgée

- ADL :
  - Hygiène Corporelle
  - Habillage
  - Aller aux toilettes
  - Locomotion
  - Continence
  - Repas
- IADL :
  - Utiliser le téléphone
  - Faire les courses
  - Préparer les repas
  - Entretenir le domicile
  - Prendre les médicaments
  - Utiliser les moyens de transport
  - Faire la lessive
  - Gérer son budget

Fiche CONSENSUS
Évaluation et prise en charge des personnes âgées faisant des chutes répétées (Avril 2009)

- PROPOSER LES INTERVENTIONS CAPABLES DE PRÉVENIR LA RÉCIDIVE DES CHUTES ET LEURS COMPLICATIONS :
  - Révision de l'ordonnance
  - Correction/traitement des facteurs de risque modifiables (incluant les facteurs environnementaux)
  - Port de chaussures adaptées
  - Pratique régulière de la marche et/ou toute autre activité physique
  - Apport calcique alimentaire compris entre 1 et 1,5 g / j
  - Utilisation d'une aide technique à la marche adaptée en cas de troubles locomoteurs
  - Correction d'une éventuelle carence en vitamine D par un apport journalier d'au moins 800 UI
  - Traitement anti-ostéoporotique en cas d'ostéoporose avérée

ITEMS TOMBES

Dossier QRF et QRNF			Intitulé de l'item (Programme avant l'ECN 2015)
Partie	Module	N°	
1	5	64	Autonomie et dépendance chez le sujet âgé.
2	-	239	Fracture de l'extrémité supérieure du fémur chez l'adulte

Dossier QCM		Intitulé de l'item (Programme après l'ECN 2016)
UE	N°	
3	130	Autonomie et dépendance chez le sujet âgé
11	359	Fracture fréquente chez l'adulte

☑ J'inscris mes notes personnelles pour mieux progresser

N° 27

Après 2016

Avant 2015

ECN

MON DOSSIER PASSERELLE

Je choisis mon type d'évaluation en fonction de la date de mon concours

	ECN avant 2015	ECN après 2016
QRF QRNF	+++	+ /- Pour comprendre ! Pour certains partiels !
QCM	-	+++

Mlle J, âgée de 20 est une cavalière confirmée. Lors d'un de ces entraînants hebdomadaires, elle fait une chute en sautant un obstacle. Elle fait une chute sur le moignon de l'épaule gauche. Elle est amenée aux urgences par son entraineur car elle a une douleur intense dans son épaule. Elle n'arrive plus à bouger le bras.

Elle a comme antécédent une grossesse extra utérine et prend une pilule contraceptive oestro progestative.

Vous faites le cliché suivant :

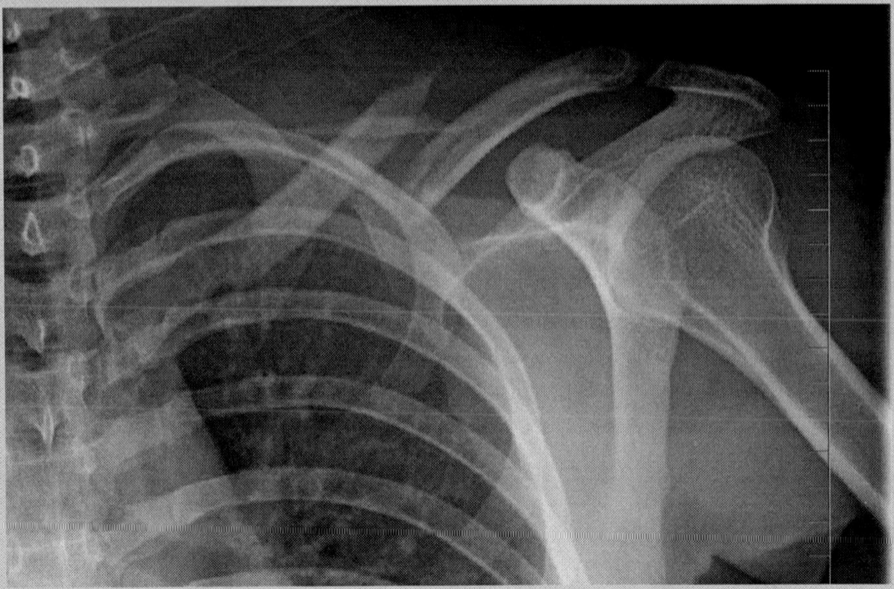

Dossier QCM
(Questions à choix multiples)

QCM 1	Décrivez la radiographie

A - Fracture simple
B - Fracture complexe
C - Fracture comminutive
D - Clavicule gauche
E - Scapula gauche

QCM 2	Quel est votre diagnostic ?

A - Fracture du 1/3 moyen de la clavicule
B - Fracture du 1/4 externe de la clavicule
C - Fracture du 1/3 moyen de la scapula
D - Fracture du col huméral gauche
E - Fracture luxation humérale gauche

Dossier QRF & QRNF
(Questions à réponses fermées et non fermées)

Question à réponse fermée (et non) 1 :
Décrivez la radiographie

Question à réponse fermée (et non) 2 :
Quel est votre diagnostic ?

Question à réponse fermée (et non) 3 :
Quels signes cliniques vous attendez-vous à trouver dans ce type d'affection?

Question à réponse fermée (et non) 4 :
Quelles complications immédiates éliminez-vous ?

Question à réponse fermée (et non) 5 :
Quel traitement proposez-vous ?

Question à réponse fermée (et non) 6 :
Quelles complications secondaires peuvent apparaitre ?

QCM 3	Quels signes cliniques vous attendez-vous à trouver dans ce type d'affection?

A - Abaissement du moignon de l'épaule
B - Ecchymoses
C - Tiroir antéro postérieur
D - Mobilité du foyer de fracture
E - Augmentation de la distance acromio-sternale

QCM 4	Quelles complications immédiates éliminez-vous ?

A - Lésion de la carotide externe gauche
B - Lésion cutanée Cauchoix 1
C - Lésion des vaisseaux axillaires
D - Lésion des vaisseaux sous claviers
E - Troubles respiratoires aigus

QCM 5	Comment recherchez – vous cliniquement les complications aiguës de ce type de fracture ?

A - Palpation des pouls périphériques
B - Auscultation pulmonaire
C - Motricité du deltoïde
D - Sensibilité du moignon de l'épaule
E - Palpation des côtes

QCM 6	Quel traitement proposez-vous ?

A - Traitement fonctionnel
B - Traitement orthopédique
C - Traitement chirurgical
D - Aucun des trois
E - Un des trois

QCM 7	Quelles complications secondaires peuvent apparaitre ?

A - Pneumothorax
B - Nécrose cutanée
C - Déplacement secondaire
D - Cals vicieux hypertrophique
E - Pseudarthrose septique

QCM 8	Quelles complications tardives peuvent apparaitre ?

A - Pneumothorax
B - Nécrose cutanée
C - Déplacement secondaire
D - Cals vicieux hypertrophique
E - Pseudarthrose septique

Question à réponse fermée (et non) 7 :

Quelle est votre attitude vis-à-vis de la pilule oestro progestative si vous traitez chirurgicalement cette patiente ?

Question à réponse fermée (et non) 8 :

Quel est le délai de consolidation de ce type de fracture ?

QCM 9	Quelle est votre attitude vis-à-vis de la pilule oestro progestative si vous traitez chirurgicalement cette patiente ?

A - Arrêt en préopératoire
B - Arrêt en post - opératoire
C - Arrêt 15 jours avant et reprise 15 jours après
D - Rien
E - Fenêtre d'arrêt de 48 heures

QCM 10	Quel est le délai de consolidation de ce type de fracture ?

A - 1 à 3 semaines
B - 3 à 6 semaines
C - 6 à 8 semaines
D - 8 à 12 semaines
E - Moins d'une semaine

☑		QCM	Grille de correction QCM (Questions à choix multiples)
QCM 1	A -	V	• Aucune difficulté pour cette question.
	B -	F	
	C -	F	
	D -	V	
	E -	F	
QCM 2	A -	F	• Aucune difficulté pour cette question.
	B -	F	
	C -	V	
	D -	F	
	E -	F	
QCM 3	A -	V	• Il s'agit d'un raccourcissement de la distance acromio-sternale.
	B -	V	
	C -	F	
	D -	V	
	E -	F	
QCM 4	A -	F	• PNEUMOTHORAX ++
	B -	V	
	C -	F	
	D -	V	
	E -	V	
QCM 5	A -	V	• Ne pas oublier le syndrome scapulo cléido thoracique (scapula + 7 premières côtes lésées)
	B -	V	
	C -	V	
	D -	V	
	E -	V	
QCM 6	A -	F	• Réduction et immobilisation du foyer de fracture en rétropulsion par anneaux en huit de Zimmer 3 à 6 semaines.
	B -	V	
	C -	F	
	D -	F	
	E -	V	
QCM 7	A -	F	• Attention à bien faire la différence entre les complications immédiates et les complications secondaires !
	B -	V	
	C -	V	
	D -	F	
	E -	F	
QCM 8	A -	F	• Attention à bien faire la différence entre les complications tardives et les complications secondaires !
	B -	F	
	C -	F	
	D -	V	
	E -	F	
QCM 9	A -	F	• Pas de risque thromboembolique pour la chirurgie orthopédique du membre supérieur.
	B -	F	
	C -	F	
	D -	V	
	E -	F	
QCM 10	A -	F	• Consolidation des membres supérieurs = 3 semaines. • Consolidation des membres inférieurs = 6 semaines.
	B -	V	
	C -	F	
	D -	F	
	E -	F	

Chaque réponse est cotée 2 points
Total du dossier QCM sur 100

Grille de correction QRF & QRNF
(Questions à réponses fermées et non fermées)

1	Grille par question du dossier QRF & QRNF — Le sous-total de cette question est de ➡	15
•	Trait de fracture sur le 1/3 moyen de la clavicule gauche	2
•	Oblique en bas, en arrière et en dedans	5
•	Simple	2
•	Déplacée	2
•	ABSENCE DE PNEUMOTHORAX (=PMZ)	
•	Absence de fractures costales	2
•	Absence de fracture scapulaire	2
	Commentaires : Le PMZ peut paraître méchant, mais c'est LA complication à rechercher dans ce type de fracture. Vous n'avez pas le droit de passer à côté aux urgences.	

2	Grille par question du dossier QRF & QRNF — Le sous-total de cette question est de ➡	10
•	Fracture du 1/3 moyen	10
•	Clavicule gauche	5
•	NON COMPLIQUE (=PMZ)	
	Commentaires : question facile = grille sévère !	

3	Grille par question du dossier QRF & QRNF — Le sous-total de cette question est de ➡	15
•	Inspection :	1
•	Attitude des traumatisés du membre supérieur	1
•	Abaissement du moignon de l'épaule	2
•	Diminution de la distance acromio-sternal	2
•	Saillie de l'extrémité distale du segment médial	2
•	Ecchymose	2
•	Palpation :	1
•	Mobilité de la fracture	2
•	Pas d'atteinte de l'articulation gléno-humérale	2
	Commentaires : question de cours, mais logique	

4	Grille par question du dossier QRF & QRNF — Le sous-total de cette question est de ➡	15
•	Effraction cutanée de dedans en dehors Cauchoix 1	3
•	Lésions des vaisseaux sous claviers	2
•	Lésion du plexus brachial	3
•	Pneumothorax par embrochage du dôme pleural	5
•	Syndrome scapulo cléido thoracique (scapula + 7 premières côtes lésées)	2

5	Grille par question du dossier QRF & QRNF — Le sous-total de cette question est de ➡	25
•	AMBULATOIRE (="PMZ)	
•	Traitement orthopédique	5
•	Fracture déplacée	2
•	Réduction et immobilisation du foyer de fracture	5
•	En rétropulsion	5
•	Par anneaux en huit de Zimmer	2
•	3 à 6 semaines	1
•	Jusqu'à l'obtention d'un cals osseux à la radio de contrôle	1
•	Surveillance	2
•	Clinique	1
•	Radiologique	1
	Commentaires : fracture déplacée non compliquée = traitement orthopédique et pas chirurgical	

6	*Grille par question du dossier QRF & QRNF* — Le sous-total de cette question est de ➡	**10**
	• DEPLACEMENT SECONDAIRE (=PMZ)	
	• Nécrose cutanée (en regard de la saillie du segment osseux)	2
	• Cals vicieux hypertrophique	4
	• Pseudarthrose aseptique	2
	• Algodystrophie	2
	Commentaires : le déplacement secondaire est la principale complication dans ce type de fracture	
7	*Grille par question du dossier QRF & QRNF* — Le sous-total de cette question est de ➡	**5**
	• Rien	5
	Commentaires : pas de risque thromboembolique !	
8	*Grille par question du dossier QRF & QRNF* — Le sous-total de cette question est de ➡	**5**
	• 3 semaines minimum	5
	Commentaires : consolidation membre supérieur = 3 semaines/ consolidation membres inférieurs = 6 semaines	

Total du dossier QRF & QRNF sur 100

ITEMS TOMBES

Dossier QCM			Intitulé de l'item
Partie	Module	N°	(Programme avant l'ECN 2015)
1	11	201	**Evaluation de la gravité et recherche des complications précoces. Identifier les situations d'urgence et planifier leur prise en charge**

Dossier QRF et QRNF		Intitulé de l'item
UE	N°	(Programme après l'ECN 2016)
11	359	**Fracture fréquente chez l'adulte**

N° 28 — Après 2016 / Avant 2015 — ECN

MON DOSSIER PASSERELLE

Je choisis mon type d'évaluation en fonction de la date de mon concours

	ECN avant 2015	ECN après 2016
QRF QRNF	+++	+ /- Pour comprendre ! Pour certains partiels !
QCM	-	+++

Mme G est hospitalisée dans votre service de gériatrie depuis 8 mois pour perte d'autonomie secondaire à une défaillance cardiologique. Sa fonction cardiaque est stabilisée mais votre patiente est très difficilement mobilisable. Elle est en surpoids, dénutrie, et est trop faible, pour se mobiliser seule.

Malheureusement, elle n'est pas prête de sortir car elle développe des escarres au talon gauche et au niveau du sacrum.

Dossier QCM
(Questions à choix multiples)

QCM 1	**À propos de la définition de la dénutrition chez la personne âgée :**

A - IMC < 18 kg/m2
B - IMC < 21 kg/m2
C - MNA < 17
D - Perte de 15 % du poids du corps
E - Albuminémie < 45 g/l

QCM 2	**À propos de la définition du surpoids**

A - IMC < 25
B - 25<IMC<30
C - 30<IMC<35
D - 35<IMC<40
E - 40<IMC<35

QCM 3	**À propos de la définition d'une escarre**

A - Ulcération nécrotique
B - Ulcération indolore
C - Ulcération aiguë
D - Ulcération chronique
E - Affection strictement gériatrique

QCM 4	**A propos de l'escarre stade 1 :**

A - Peau noirâtre
B - Indolore
C - Perte de substance superficielle
D - Simple érythème
E - Rupture du fascia musculaire

Dossier QRF & QRNF
(Questions à réponses fermées et non fermées)

Question à réponse fermée (et non) 1 :
Donner la définition de la dénutrition.

Question à réponse fermée (et non) 2 :
Donner la définition du surpoids.

Question à réponse fermée (et non) 3 :
Donner la définition d'une escarre.

Question à réponse fermée (et non) 4 :
Quelle est la physiopathologie de la formation d'une escarre ?

Question à réponse fermée (et non) 5 :
Quels sont les facteurs favorisants cette affection ?

Question à réponse fermée (et non) 6 :
L'escarre talonnière est de stade 3. Qu'est ce que cela signifie ?

Question à réponse fermée (et non) 7 :
Comment le traitez-vous ?

Question à réponse fermée (et non) 8 :
L'escarre sacrée est de stade 1, qu'est ce que cela signifie ?

QCM 5	A propos de l'escarre stade 2 :

A - Peau noirâtre
B - Indolore
C - Perte de substance superficielle
D - Simple érythème
E - Rupture du fascia musculaire

QCM 6	A propos de l'escarre stade 3 :

A - Peau noirâtre
B - Indolore
C - Perte de substance superficielle
D - Simple érythème
E - Rupture du fascia musculaire

QCM 7	A propos de l'escarre stade 4 :

A - Peau noirâtre
B - Indolore
C - Perte de substance superficielle
D - Simple érythème
E - Rupture du fascia musculaire

QCM 8	Quels sont les facteurs favorisants cette affection ?

A - Décubitus prolongé
B - Fragilité cutanée
C - Déshydratation
D - Infection cutanée
E - Macération

QCM 9	L'escarre talonnière est de stade 3, que faites-vous ?

A - Pansement hydro colloïde
B - Détersion à la curette
C - Parage au bloc opératoire
D - Antibiotiques locaux
E - Discuter la greffe de peau en pastille

QCM 10	L'escarre sacrée est de stade 1, que faites-vous ?

A - Pansement hydro colloïde
B - Détersion à la curette
C - Parage au bloc opératoire
D - Antibiotiques locaux
E - Soins de nursing

	☑		QCM	Grille de correction QCM (Questions à choix multiples)
QCM 1	A -	F		• La définition comporte plusieurs données!
	B -	V		
	C -	V		
	D -	F		
	E -	F		
QCM 2	A -	F		• Pas de problème sur cette question de base.
	B -	V		
	C -	F		
	D -	F		
	E -	F		
QCM 3	A -	V		• On peut voir des escarres chez des personnes jeunes également !
	B -	V		
	C -	F		
	D -	V		
	E -	F		
QCM 4	A -	F		• Tous les escarres sont indolores. • La classification est à connaître.
	B -	V		
	C -	F		
	D -	V		
	E -	F		
QCM 5	A -	F		• Même remarque. • Il s'agit de questions de cours à bien maîtriser.
	B -	V		
	C -	V		
	D -	F		
	E -	F		
QCM 6	A -	V		• Même remarque. • C'est dommage de perdre des points sur des questions aussi simples.
	B -	V		
	C -	F		
	D -	F		
	E -	F		
QCM 7	A -	F		• Même remarque. • Ce sont des sujets souvent mal connus par l'étudiant.
	B -	V		
	C -	F		
	D -	F		
	E -	V		
QCM 8	A -	V		• Une escarre peut s'infecter mais l'infection cutanée ne provoque pas d'escarre.
	B -	V		
	C -	V		
	D -	F		
	E -	V		
QCM 9	A -	V		• La greffe de peau peut être discutée mais il est peu probable qu'elle soit nécessaire sur un talon car il s'agit d'une surface cutanée faible.
	B -	F		
	C -	F		
	D -	V		
	E -	V		
QCM 10	A -	V		• Même une escarre stade 1 doit être traitée par pansement colloïde.
	B -	F		
	C -	F		
	D -	F		
	E -	V		

Chaque réponse est cotée 2 points
Total du dossier QCM sur 100

QRF QRNF

Grille de correction QRF & QRNF
(Questions à réponses fermées et non fermées)

1	*Grille par question du dossier QRF & QRNF* — Le sous-total de cette question est de ➡	**10**
•	Perte de poids : ≥ 5 % en 1 mois, ou ≥ 10 % en 6 mois	2
•	Indice de masse corporelle : IMC < 21	2
•	Albuminémie < 35 g/l	4
•	MNA global < 17	2

Commentaires : définition de la HAS, spécifique à la personne âgée

2	*Grille par question du dossier QRF & QRNF* — Le sous-total de cette question est de ➡	**5**
•	25<IMC<30 kg/m2	5

Commentaires : mettez les unités, c'est toujours mieux !

3	*Grille par question du dossier QRF & QRNF* — Le sous-total de cette question est de ➡	**15**
•	Ulcération	4
•	Indolore	4
•	D'évolution chronique	3
•	Secondaire à une nécrose d'origine ischémique	2
•	Au niveau des zones d'appui	2

4	*Grille par question du dossier QRF & QRNF* — Le sous-total de cette question est de ➡	**15**
•	La vascularisation de la peau est permise par des petites artères perforantes	1
•	Pression de l'appui supérieure au gradient de pression artério-veineux cutanée	2
•	Un arrêt de la circulation cutanée	3
•	Ischémie du tissu cutané	3
•	Nécrose cutanée	2
•	Autres facteurs favorisants :	1
•	Macération	1
•	Friction	1
•	Cisaillement	1

Commentaires : il y a toujours quelques petites questions de physiopathologie à l'ECN

5	*Grille par question du dossier QRF & QRNF* — Le sous-total de cette question est de ➡	**15**
•	Décubitus prolongé	5
•	Dénutrition	5
•	Déshydratation	2
•	Fragilité cutanée	1
•	Neuropathie sensitive chronique (diabète, alcool)	2

6	*Grille par question du dossier QRF & QRNF* — Le sous-total de cette question est de ➡	**10**
•	Ulcération profonde	2
•	Respectant le fascia musculaire	2
•	Plaque noire	2
•	Contour érythémateux	2
•	Non douloureux	2

Commentaires : question de cours ! La classification est à connaître.

7	*Grille par question du dossier QRF & QRNF* Le sous-total de cette question est de ➡	**21**
•	Soins de nursing	2
•	Kinésithérapie	2
•	SAT-VAT	1
•	Renutrition	2
•	Hydratation	1
•	Détersion de la plaie :	2
•	A la curette	2
•	Bourgeonnement :	2
•	Pansement aux hydro colloïdes	2
•	Epidermisation :	2
•	Greffe de peau si nécessaire	2
•	Soins de la peau péri ulcéreuse	1
	Commentaires : plaie = SAT-VAT	

8	*Grille par question du dossier QRF & QRNF* Le sous-total de cette question est de ➡	**9**
•	Escarre en voie de constitution	2
•	Plaque rouge	3
•	Ne disparaissant pas	4
	Commentaires : classification à connaître !	

Total du dossier QRF & QRNF sur 100

Fiche SYNTHESE
Escarre : classification

- Stade 1 :
  - Début d'escarre :
    - x Simple érythème ne s'effaçant pas
- Stade 2 :
  - Désépidermisation :
    - x Perte de substance superficielle
- Stade 3 :
  - Escarre :
    - x Ulcération noire
    - x Halo érythémateux périphérique
    - x Respect du fascia musculaire sous jacent
- Stade 4 :
  - Ulcère :
    - x Ulcération profonde
    - x Exposition des organes sous jacents : tendon, muscle, ligament, os

Fiche CONSENSUS

Stratégie de prise en charge en cas de dénutrition protéino-énergétique chez la personne âgée (2007)

- Dénutrition :
  - Perte de poids : ≥ 5 % en 1 mois, ou ≥ 10 % en 6 mois
  - Indice de masse corporelle : IMC < 21
  - Albuminémie < 35 g/l
  - MNA global < 17
- Dénutrition sévère :
  - Perte de poids : ≥ 10 % en 1 mois ou ≥ 15 % en 6 mois
  - IMC < 18
  - Albuminémie < 30 g/l

ITEMS TOMBES

Dossier QCM			Intitulé de l'item (Programme avant l'ECN 2015)
Partie	Module	N°	
1	4	50	Complications de l'immobilité et du décubitus. Prévention et prise en charge.
1	7	110	Besoins nutritionnels et apports alimentaires de l'adulte. Evaluation de l'état nutritionnel. Dénutrition
Dossier QRF et QRNF			**Intitulé de l'item (Programme après l'ECN 2016)**
UE	N°		
5	116		Complications de l'immobilité et du décubitus. Prévention et prise en charge
8	248		Dénutrition chez l'adulte et l'enfant

☑ J'inscris mes notes personnelles pour mieux progresser

	ECN avant 2015	ECN après 2016
QRF QRNF	+++	+ /- Pour comprendre ! Pour certains partiels !
QCM	-	+++

N° 29 — Après 2016 / Avant 2015 — ECN

MON DOSSIER PASSERELLE

Le médecin traitant de M. Diallo vous l'envoie pour douleur articulaire de hanche gauche. M. Diallo est atteint d'une drépanocytose SS. Son hémoglobine de base est à 9,5 g/dl. Il a fait un séjour en réanimation à l'âge de 15 ans pour syndrome thoracique, et il a fait 5 crises vaso-occlusives osseuses (1 au bras gauche et 4 à la jambe gauche).

M. Diallo va commencer ses études de médecine. Il a bien profité de ses vacances avant de commencer la 1ère année et s'est rendu au Niger pour voir sa famille. Il y a séjourné 2 mois.

Il est rentré depuis 3 semaines.

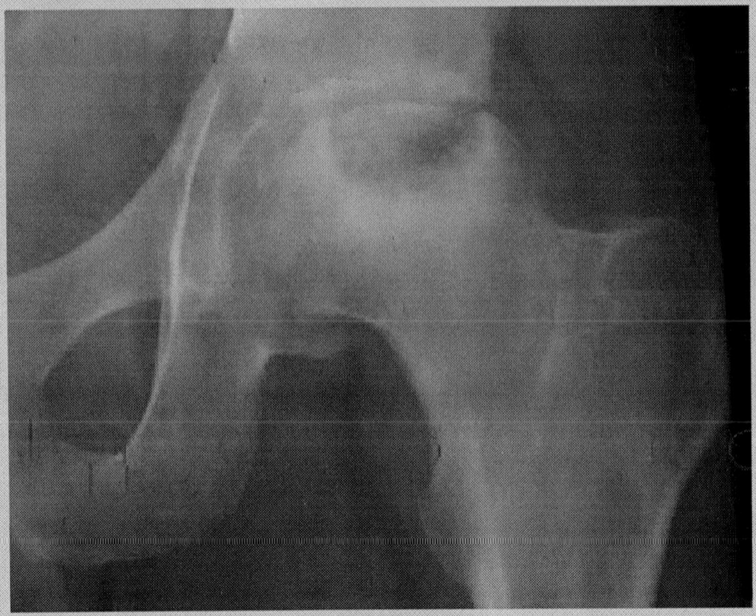

Dossier QCM
(Questions à choix multiples)

QCM 1 — A propos de la crise vaso occlusive :

A - Vasoconstriction artérielle
B - Vasoconstriction veineuse
C - Ischémie aiguë douloureuse
D - Ischémie chronique douloureuse
E - Elle est provoquée par l'amas d'hématie malformée

QCM 2 — A propos de la crise vaso occlusive :

A - Elle existe chez les drépanocytaires hétérozygotes
B - Elle existe chez les drépanocytaires homozygotes
C - Elle peut provoquer un priapisme
D - Elle peut provoquer une cécité
E - Elle peut provoquer une insuffisance rénale irréversible

Dossier QRF & QRNF
(Questions à réponses fermées et non fermées)

Question à réponse fermée (et non) 1 :
Complétez votre interrogatoire.

Question à réponse fermée (et non) 2 :
La douleur n'est pas très handicapante le matin, mais elle augmente au fur et à mesure que la journée avance. Il doit se mettre au lit tôt le soir, car cela le soulage. Les 4 g de paracétamol qu'il prend par jour ne semblent pas très efficaces. Comment qualifiez-vous cette douleur ?

Question à réponse fermée (et non) 3 :
Détaillez l'examen clinique de la hanche de M. Diallo.

QCM 3 **M. Diallo présente une douleur de hanche de type mécanique. Expliciter.**

A - Réveil nocturne
B - Soulagée par l'activité physique
C - Aggravée par l'activité physique
D - Intense le matin
E - Faible le soir

QCM 4 **Voici les résultats de l'examen clinique de la hanche gauche : flexion 90°, extension 0°, rotation externe 45°, rotation interne 25°, boiterie d'esquive. Qu'en concluez-vous ?**

A - Limitation de la rotation externe
B - Limitation de la rotation interne
C - Limitation de la flexion
D - Boiterie douloureuse
E - Limitation de l'abduction

QCM 5 **Vous demandez l'examen ci-joint, interprétez-le.**

A - Radiographie de hanche gauche de face
B - Opacités mouchetées
C - Décondensation mouchetée
D - Aspect en coquille d'œuf
E - Déminéralisation hétérogène dans la partie supéro-externe

QCM 6 **Quelle est votre suspicion diagnostique ?**

A - Ostéoporose précoce de la tête fémorale gauche
B - Ostéonécrose septique de la tête fémorale gauche
C - Algodystrophie de la tête fémorale gauche
D - Ostéonécrose aseptique de la tête fémorale gauche
E - Crise vaso occlusive de la tête fémorale gauche

QCM 7 **Quel(s) examen(s) complémentaire(s) demandez-vous?**

A - Sérologies virales
B - Hémoglobine
C - IRM de la hanche gauche
D - Electrophorèse de l'Hb
E - TDM de la hanche gauche

QCM 8 **Votre diagnostic est confirmé. Quelles sont les causes possibles de cette affection de façon générale ?**

A - Corticothérapie
B - Fracture cervicale vraie
C - Diabète évoluée
D - Arthrite septique de hanche
E - Prothèse totale de hanche

<u>Question à réponse fermée (et non) 4 :</u>
Voici les résultats de votre examen : flexion 90°, extension 0°, rotation externe 45°, rotation interne 25°, boiterie d'esquive. Qu'en concluez-vous ?

<u>Question à réponse fermée (et non) 5 :</u>
Vous demandez l'examen ci-joint, interprétez-le.

<u>Question à réponse fermée (et non) 6 :</u>
Quelle est votre suspicion diagnostique ?

<u>Question à réponse fermée (et non) 7 :</u>
Demandez-vous des examens complémentaires ? Si oui, le(s)quel(s) et qu'en attendez-vous ?

<u>Question à réponse fermée (et non) 8 :</u>
Votre diagnostic est confirmé. Quelles sont les causes possibles de cette affection chez ce patient ?

QCM 9 **Vous en profitez pour mettre à jour les vaccinations de votre patient :**

A - Hépatite B obligatoire
B - Pneumocoque
C - Haemophilus
D - VIH
E - Papillomavirus

QCM 10 **Vu le taux d'hémoglobine de votre patient, que faite- vous ?**

A - Transfusion sanguine iso-groupe iso-rhésus
B - Transfusion sanguine O négatif
C - Plasmaphérèse
D - Rien
E - C'est peut être une erreur de laboratoire, il faut recontrôler

☑			QCM — Grille de correction QCM (Questions à choix multiples)
QCM 1	A -	F	• Petite question de physiopathologie. • Les hématies sont déformées en faucille. • Elles bloquent les petites artères provoquant des ischémies aiguës douloureuses dans le territoire vascularisé
	B -	F	
	C -	V	
	D -	F	
	E -	V	
QCM 2	A -	V	• Seuls les drépanocytaires homozygotes font des crises vaso occlusives.
	B -	F	
	C -	V	
	D -	V	
	E -	V	
QCM 3	A -	F	• Il s'agit d'une question de sémiologie de base sur les douleurs inflammatoires et les douleurs mécaniques. A connaître évidemment sur le bout des doigts. • Aucune difficulté pour cette question.
	B -	F	
	C -	V	
	D -	F	
	E -	F	
QCM 4	A -	F	• Il faut connaître les degrés de mobilité des principales articulations : hanche, genou, coude, épaule.
	B -	V	
	C -	V	
	D -	V	
	E -	F	
QCM 5	A -	V	• Description d'une radiographie • C'est toujours difficile, mais avec de l'entraînement, on y arrive.
	B -	F	
	C -	F	
	D -	V	
	E -	V	
QCM 6	A -	F	• La radiographie est typique et elle montre un stade très avancé. Le fait que le patient soit drépanocytaire doit vous aidez à poser ce diagnostic. • Le » signe de la coquille d'œuf » est un mot clef dans cette pathologie !
	B -	F	
	C -	F	
	D -	V	
	E -	F	
QCM 7	A -	F	• Seule l'IRM et la scintigraphie vous aident à poser ce diagnostic. • LIRM est l'examen de référence. • Aucun intérêt des autres examens proposés !
	B -	F	
	C -	V	
	D -	F	
	E -	F	
QCM 8	A -	V	• Question de cours à bien connaître. • La corticothérapie est vraiment typique !
	B -	V	
	C -	V	
	D -	F	
	E -	F	
QCM 9	A -	V	• Petite question transversale sur les vaccins. • L'hépatite B est doublement obligatoire : étudiant nt médecine et drépanocytaire. • Le vaccin anti HPV est réservé aux filles ! • Vaccin contre le VIH ??
	B -	V	
	C -	V	
	D -	F	
	E -	F	
QCM 10	A -	F	• Il ne faut absolument rien faire ! • Les drépanocytaires ont une anémie chronique.
	B -	F	
	C -	F	
	D -	V	
	E -	F	

Chaque réponse est cotée 2 points
Total du dossier QCM sur 100

Grille de correction QRF & QRNF
(Questions à réponses fermées et non fermées)

1	*Grille par question du dossier QRF & QRNF*	Le sous-total de cette question est de ➨	**20**
	• Type de douleur		2
	• Date de début		2
	• Mode évolutif		2
	• Mécanique / inflammatoire		2
	• Rythme		2
	• Localisation		2
	• Irradiation		2
	• Facteurs favorisant		2
	• Facteur améliorant		2
	• Efficacité des traitements antalgiques usuels		2
	Commentaires : interrogatoire typique d'une douleur quel qu'elle soit		

2	*Grille par question du dossier QRF & QRNF*	Le sous-total de cette question est de ➨	**4**
	• Douleur de type mécanique		4

3	*Grille par question du dossier QRF & QRNF*	Le sous-total de cette question est de ➨	**18**
	• EXAMEN BILATERAL ET COMPARATIF (=PMZ)		
	• Etude de la marche		2
	• Boiterie		1
	• Inégalité de longueur des membres		2
	• Etude de l'équilibre du bassin :		1
	• Crêtes iliaques alignées		1
	• Etude des mobilités articulaires :		2
	• Flexion / extension		2
	• Abduction / adduction		2
	• Rotation externe / rotation interne		2
	• Rechercher une amyotrophie		1
	• Etude des forces musculaires		2
	Commentaires : examen clinique de base de la hanche		

4	*Grille par question du dossier QRF & QRNF*	Le sous-total de cette question est de ➨	**4**
	• Limitation de la flexion		1
	• Limitation de l'extension		1
	• Limitation de la rotation interne		1
	• Boiterie douloureuse		1
	Commentaires : les amplitudes articulaires sont à connaître pour les principales articulations		

5	*Grille par question du dossier QRF & QRNF*	Le sous-total de cette question est de ➨	**12**
	• Radiographie de hanche de face		1
	• Gauche		1
	• Tête fémorale irrégulière		2
	• Respect de l'interligne articulaire		2
	• Signe de la coquille d'œuf		2
	• Densification irrégulière de la tête fémorale		2
	• Dans la partie supéro externe		2
	Commentaires : mot clef = coquille d'œuf		

6	*Grille par question du dossier QRF & QRNF* Le sous-total de cette question est de ➨	20
	• Ostéonécrose de la tête fémorale	5
	• Gauche	5
	• Aseptique	10
	Commentaires : aspect radiographique typique	

7	*Grille par question du dossier QRF & QRNF* Le sous-total de cette question est de ➨	12
	• OUI (=PMZ)	
	• IRM de la hanche	5
	• Zones d'hyposignal dans la tête fémorale	3
	• Séquences T1 et T2	1
	• Scintigraphie osseuse	2
	• Hyperfixation intense de la tête fémorale	1
	Commentaires : l'examen de référence est l'IRM	

8	*Grille par question du dossier QRF & QRNF* Le sous-total de cette question est de ➨	10
	• Drépanocytose	9
	• Lupus érythémateux disséminé	1
	Commentaires : le lupus fait partie des causes possibles classiques d'ostéonécrose aseptique	

Total du dossier QRF & QRNF sur 1100

ITEMS TOMBES

Dossier QRF et QRNF			Intitulé de l'item (Programme avant l'ECN 2015)
Partie	Module	N°	
3	-	297	**Anémie**
3	-	306	**Douleur des membres et des extrémités.**

Dossier QCM		Intitulé de l'item (Programme après l'ECN 2016)
UE	N°	
7	196	**Douleur et épanchement articulaire**
7	209	**Anémie chez l'adulte et l'enfant**

☑ J'inscris mes notes personnelles pour mieux progresser

N° 30 — Après 2016 / Avant 2015 — ECN

MON DOSSIER PASSERELLE

Je choisis mon type d'évaluation en fonction de la date de mon concours

	ECN avant 2015	ECN après 2016
QRF QRNF	+++	+ /- Pour comprendre ! Pour certains partiels !
QCM	-	+++

M. K âgé de 42 se retrouve aux urgences après une défenestration 3ème étage d'un bâtiment parisien. M. K a des antécédents psychiatriques connus. Il est traité par antidépresseur tricyclique, et a été hospitalisé 4 fois en hôpital psychiatrique.

Sa dernière hospitalisation remonte il y a 6 mois. Depuis, son psychiatre l'a perdu de vue.

M. K est très agité. Il refuse de s'asseoir et bouge dans tous les sens. Il n'arrête de parler des extraterrestres qui ont envahi Mars puis Venus. Il vous dit que nous sommes les suivants sur leur liste d'extermination inter planétaire.

Malgré ce contexte particulier, vous remarquez que votre patient boite sérieusement du côté droit. Il n'a pas de traumatisme crânien et n'a pas perdu connaissance. Il refuse toutes vos tentatives de prise en charge.

Après votre traitement sédatif, vous lui faites pratiquer une radio :

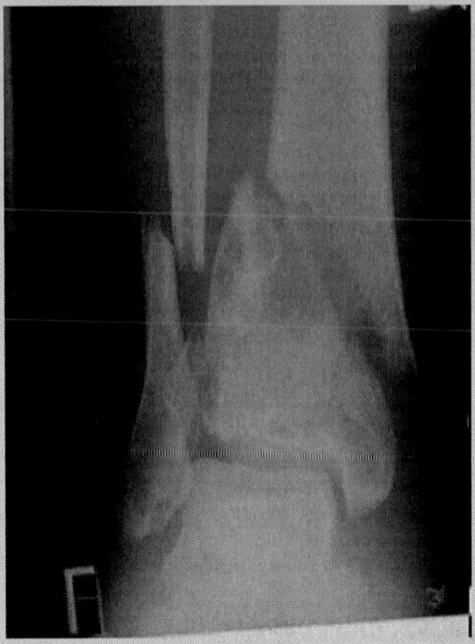

Dossier QCM
(Questions à choix multiples)

QCM 1	Quel traitement sédatif pouvez-vous donner ?

A - Anti histaminique
B - Neuroleptique sédatif
C - Neuroleptique anti productif
D - Penthotal
E - Benzodiazépine

QCM 2	Interpréter la radiographie suivante.

A - Fracture bi malléolaire sus tuberculaire
B - Fracture bi malléolaire sous tuberculaire
C - Fracture bi malléolaire inter tuberculaire
D - Fracture bi malléolaire intra tuberculaire
E - Fracture bi malléolaire sus tubérositaire

Dossier QRF & QRNF
(Questions à réponses fermées et non fermées)

Question à réponse fermée (et non) 1 :
Quel traitement sédatif donnez-vous ?

Question à réponse fermée (et non) 2 :
Interpréter la radiographie suivante.

Question à réponse fermée (et non) 3 :
Compléter votre examen clinique

Question à réponse fermée (et non) 4 :
Il n'y a pas de complication. Quelles sont vos prochaines étapes en tant qu'interne des urgences ? (5 items)

QCM 3	Quelles complications redoutez-vous ?

A - Fracture du calcanéum associée
B - Plaie artérielle
C - Plaie cutanée en regard
D - Plaie veineuse
E - Bouffée délirante aiguë

QCM 4	Il n'y pas de complications somatiques. Que faites vous en urgence ?

A - Appel du psychiatre
B - Appel de l'orthopédiste
C - Bilan pré - opératoire
D - Manœuvre de l'arrache botte
E - Confection d'une attelle plâtrée

QCM 5	Malgré votre traitement, votre patient est toujours agité et impossible à prendre en charge. Il refuse les soins et demande à sortir immédiatement, que faites-vous ?

A - Appel de la police
B - Augmentation des doses de sédatifs
C - Mise en coma artificiel
D - Contention physique
E - Rien, le patient a le droit de ne pas vouloir se faire traiter

QCM 6	Votre patient est opéré le lendemain. Quelles mesures thérapeutiques complémentaires prenez-vous ?

A - Anti agrégant à dose isocoagulante
B - Anticoagulant à dose isocoagulante
C - Anticoagulant à dose préventive
D - Attelle plâtrée pendant 4 semaines
E - Contre indication à l'appui

QCM 7	Quelles sont les principales complications tardives de ce type de fracture ?

A - Pseudarthrose septique
B - Cals vicieux du coup de pied
C - Entorses à répétition
D - Algodystrophie
E - Plus d'une réponse est fausse

QCM 8	Donner 5 types de complications liées à l'immobilisation plâtrée

A - Macération
B - Insuffisance veineuse chronique
C - Dermatite atopique
D - Dermite ocre
E - Impétiginisation

Question à réponse fermée (et non) 5 :
Votre patient est opéré le lendemain. Quelles mesures thérapeutiques complémentaires prenez-vous ?

Question à réponse fermée (et non) 6 :
Quelles sont les principales complications tardives de ce type de fracture ?

Question à réponse fermée (et non) 7 :
Donnez 5 types de complications liées à l'immobilisation plâtrée.

Question à réponse fermée (et non) 8 :
Pour chacune d'elle, dites comment la prévenir.

QCM 9	Donner 5 types de complications liées à l'immobilisation plâtrée

A - Thrombose veineuse superficielle
B - Thrombose veineuse profonde
C - Thrombose artérielle
D - Artériopathie oblitérante des membres inférieurs
E - Complications nerveuses

QCM 10	A propos du plâtre, quelles sont les propositions vraies?

A - Ne pas trop serrer le plâtre
B - Ne pas laisser les orteils à l'air libre
C - Faire un plâtre cruro-pédieux
D - Obtenir une bonne réduction avant de plâtrer
E - Le plâtre en résine peut aller dans l'eau

QCM			Grille de correction QCM (Questions à choix multiples)
QCM 1	A -	F	• Petite question de psychiatrie pour vous changer les idées. • Tous les dossiers sont transversaux à l'ECN.
	B -	V	
	C -	V	
	D -	F	
	E -	V	
QCM 2	A -	V	• Question de cours facile, la radiographie n'est pas difficile à interpréter ici. • Attention aux différentes dénominations possibles : tuberculaire = tubérositaire
	B -	F	
	C -	F	
	D -	F	
	E -	V	
QCM 3	A -	V	• La fracture du calcanéum est un classique dans les chutes d'un lieu élevé (surtout lorsque l'on saute à pied joint!)
	B -	V	
	C -	V	
	D -	F	
	E -	V	
QCM 4	A -	V	• Question classique sans difficulté.
	B -	V	
	C -	V	
	D -	V	
	E -	V	
QCM 5	A -	F	• Vous ne pouvez pas laisser ce patient partir. • Il n'est pas en pleine possession de ses moyens. • Référez-vous à vos cours de psychiatrie pour les hospitalisations sous contrainte.
	B -	V	
	C -	F	
	D -	V	
	E -	F	
QCM 6	A -	F	• Question de base sans difficulté. • Attention de ne pas confondre anticoagulant et anti agrégant.
	B -	V	
	C -	V	
	D -	F	
	E -	V	
QCM 7	A -	F	• Il s'agit d'une question de cours classique, qui ne change pas beaucoup selon le type de fracture.
	B -	V	
	C -	F	
	D -	V	
	E -	V	
QCM 8	A -	V	• La macération est fréquente chez les personnes qui mouillent leur plâtre. • Il n'y pas de raison qu'il y ait une infection bactérienne si la peau était propre lors de la confection. • L'insuffisance veineuse chronique n'a rien à voir là dedans, l'atopie non plus ! • La dermite ocre est une conséquence cutanée de l'insuffisance veineuse chronique.
	B -	F	
	C -	F	
	D -	F	
	E -	F	
QCM 9	A -	F	• L'AOMI n'a rien à voir avec le plâtre. • Il s'agit d'une maladie cardio vasculaire.
	B -	V	
	C -	F	
	D -	F	
	E -	V	
QCM 10	A -	V	• Le plâtre en résine ne va pas dans l'eau, pas plus que le plâtre en plâtre … Ils 'agit d'une idée reçue communément répandue.
	B -	F	
	C -	F	
	D -	V	
	E -	F	

Chaque réponse est cotée 2 points
Total du dossier QCM sur 100

Grille de correction QRF & QRNF
(Questions à réponses fermées et non fermées)

1 *Grille par question du dossier QRF & QRNF* — Le sous-total de cette question est de ➨	**10**
• Neuroleptique sédatif	5
• IM	3
• Largactil®	2
Commentaires : question de psychiatrie classique	
2 *Grille par question du dossier QRF & QRNF* — Le sous-total de cette question est de ➨	**17**
• Radiographie de face	1
• Cheville droite	2
• Fracture de la malléole externe	2
• Fragment sus tuberculaire	2
• Horizontal	2
• Fracture de la malléole interne	2
• Trait oblique	2
• Déplacée	2
• Fracture bi malléolaire sus tuberculaire	2
Commentaires : donner le diagnostic à la fin de votre description	
3 *Grille par question du dossier QRF & QRNF* — Le sous-total de cette question est de ➨	**12**
• Recherche de complications :	1
• Vasculaire :	1
• Palpation des pouls périphériques	2
• Nerveuses :	1
• Examen de la sensibilité	2
• Examen de la motricité	2
• Cutanée :	1
• Plaie cutanée en regard de l'articulation	2
Commentaires : peau –pouls - nerf	
4 *Grille par question du dossier QRF & QRNF* — Le sous-total de cette question est de ➨	**16**
• Appel de l'orthopédiste	2
• REDUCTION DE LA FRACTURE PAR MANOEUVRE EXTERNE (=PMZ)	
• Manœuvre de l'arrache botte	5
• Immobilisation par attelle plâtrée	5
• Bilan préopératoire	2
• Antalgiques IV	2
Commentaires : la fracture est déplacée ++, il faut la réduire en urgence.	
5 *Grille par question du dossier QRF & QRNF* — Le sous-total de cette question est de ➨	**16**
• Immobilisation par botte plâtrée 4 semaines	4
• Sans appui	2
• ANTICOAGULATION A DOSE PREVENTIVE (=PMZ)	
• Injection sous cutanée	1
• Rééducation dès J1 post opératoire	2
• Surveillance	1
• Clinique	1
• Radiologique	1
• Prise en charge psychiatrique/hospitalisation en psychiatrie	4
Commentaires : il y a toujours une immobilisation plâtrée après une ostéosynthèse de la cheville	

6	*Grille par question du dossier QRF & QRNF* Le sous-total de cette question est de ➡	12
	• Enraidissement	2
	• Algodystrophie	2
	• Cals vicieux	2
	• Arthrose	2
	• Talo – crurale	2
	• Complications liées à l'immobilisation plâtrée	2
	Commentaires : question de cours classique à bien maîtriser	

7	*Grille par question du dossier QRF & QRNF* Le sous-total de cette question est de ➡	10
	• Ostéoarticulaire / Déplacement secondaire / Cals vicieux,	2
	• Veineux / Thromboses veineuses	2
	• Artérielles / Syndrome des loges	2
	• Cutanées / Macération / Prurit	2
	• Nerveuses / Déficit sensitivomoteur	2

8	*Grille par question du dossier QRF & QRNF* Le sous-total de cette question est de ➡	7
	• Avoir une bonne réduction lors de la confection du plâtre	2
	• Anticoagulation préventive	1
	• Ne pas trop serrer le plâtre	1
	• Peau propre avant confection du plâtre	1
	• Surveillance clinique régulière	2

Total du dossier QRF & QRNF sur 100

ITEMS TOMBES

Dossier QRF et QRNF			Intitulé de l'item
Partie	Module	N°	(Programme avant l'ECN 2015)
1	11	184	**Agitation et délire aigus**
1	11	201	**Evaluation de la gravité et recherche des complications précoces. Identifier les situations d'urgence et planifier leur prise en charge**
2	-	283	**Surveillance d'un malade sous plâtre**

Dossier QCM		Intitulé de l'item
UE	N°	(Programme après l'ECN 2016)
11	347	**Agitation et délire aiguë**
11	359	**Fractures fréquentes de l'adulte et du sujet âgé**
11	361	**Surveillance d'un malade sous plâtre, diagnostiquer une complication**